Chiara Bevini

M come MAMMA

Cronache semiserie
di un viaggio imperfetto

Titolo | M come Mamma – Cronache semiserie di un viaggio imperfetto
Autore | Chiara Bevini

Copertina a cura di Elisabetta Benatti.

Pubblicazione a cura di Editate Agenzia Editoriale
www.editate.it

Sommario

Prefazione

Ho conosciuto Chiara online, il suo profilo aveva un nome che, fin da subito, mi ha incuriosita. Si chiamava @la_lettrice_distratta: la prima cosa che ho pensato è che anche io avrei potuto chiamarmi così.

Quando io parlavo di maternità, di educazione e di pedagogia sulla mia pagina @peda.mama, mentre io stessa attraversavo questa esperienza con mio figlio di pochi mesi, capitava, sempre più spesso, di scambiarci qualche messaggio, qualche cuoricino o di condividere arrabbiature. Scoprii, così, che Chiara era anche una collega, una pedagogista come me. Scoprii che anche lei aveva vissuto un primo parto traumatico e ora aveva nuovamente la pancia che cresceva. «Allora forse c'è speranza di superare il trauma e riprovare», pensai.

Chiara scriveva post in cui raccontava la sua maternità e io, in quelle parole, mi ci ritrovavo. Chiara tirava fuori i tanti pensieri che giravano anche nella mia testa. Entrambe, una in un modo e una in un altro, portavamo la nostra narrazione sulla maternità e questo ci faceva sentire meno sole. «Sei davvero brava a scrivere, dovresti coltivare questo dono», le dissi.

Sono felice che queste parole siano state ascoltate e che Chiara abbia deciso di raccontare il suo viaggio, il viaggio di tante di noi, in questa maternità che, oggi, sembra più che mai fatta di pressioni, polarizzazioni e performance.

Le storie degli altri servono a mettere una lente con la quale leggere le nostre, ma, spesso, queste storie, soprattutto le storie di maternità, vengono narrate in modo distorto, raccontando un solo modo di viverle, definendo in maniera netta ciò che è giusto e ciò che è sbagliato.

In molte ci sentiamo strette dentro quelle storie, come in un paio di scarpe di due misure più piccole della nostra eppure, quelle storie, ci invitano a correre la nostra maratona indossando le nostre scarpe strette.

Sui social in molti hanno capito che, dietro a queste storie di Donne, si nascondono molte fragilità e hanno deciso di attingere proprio da queste per farle diventare business.

È la base del marketing: faccio nascere in te il bisogno di ciò che voglio venderti. Il problema è che qui non si sta parlando né di creme per il viso né di padelle antiaderenti. Si sta parlando di genitorialità che, come dice Frank Furedi, oggi sembra essere "paranoica". Io penso che, in questo, i primi a essere chiamati in causa siamo noi professionisti dell'educazione. In questa genitorialità così "paranoica" dovremmo cercare di aiutare a sviluppare un pensiero critico, che aiuti a discernere, con giudizio, nella valanga di informazioni da cui questa generazione di genitori è travolta. Chiara, con la sua storia, compie un atto pedagogico poiché, raccontando se stessa, analizza queste narrazioni e le muta in pensiero critico. Ne fa lente con cui ognuna di noi possa leggere la propria storia e osservare in modo consapevole le modalità con cui, oggi, la maternità è veicolata.

Se qualcosa cambierà lo dovremo a chi, come Chiara con la sua storia, sarà stato parte di una decostruzione collettiva di tutte quelle narrazioni che, oramai, necessitano di essere riscritte.

Dott.ssa Sara Armillei, Pedagogista

Introduzione

Ho scritto questo libro di getto, tra una poppata e un cambio di pannolino, con Bianca nel marsupio o in braccio, a letto, con lei addormentata addosso, sul tappetone con il pc sulle gambe, un capitolo alla volta, quando ne avevo il tempo o quando l'ispirazione si faceva sentire.

Ho deciso di scriverlo perché mi sono resa conto di avere tanto da dire sulla maternità, sul mio percorso personale, che non è speciale né straordinario o che forse lo è, come quello di ognuna di noi.

Ho voluto dar voce alla mia esperienza, perché credo che molte donne si possano ritrovare in questi passaggi e possano sentirsi meno sole.

Vorrei che leggere questo libro donasse alle madri lo stesso conforto che ho provato io ogni volta in cui, partecipando ai gruppi di mamme, ho portato un problema che credevo affliggesse soltanto me e, scoprendo che eravamo in tante a vivere la stessa cosa, mi sono sentita immediatamente meglio.

Ho cercato di rendere leggeri alcuni passaggi, ma so che altri sono un po' crudi, realistici e, a volte, tristi come lo è ogni esperienza di maternità, perché è normale vivere questa ambivalenza tra momenti di grande felicità e spensieratezza e momenti di enorme fatica.

Quando ho deciso di cimentarmi nella scrittura l'ho fatto nel pieno della depressione post partum, per darmi un obiettivo concreto che mi motivasse e mi spingesse a fare qualcosa per me (e non solo per i miei figli) e devo dire che ha funzionato: man mano che scrivevo, un capitolo dopo l'altro, avevo sempre più voglia di condividere, pagina dopo pagina, ciò che avevo vissuto, perché la mia solitudine si trasformasse in un dono per gli altri.

Spero anche di avere, nel mio piccolo, dato un contributo che possa smontare la narrazione edulcorata e infiocchettata della maternità tutta rose e fiori, per restituire un'immagine reale di una persona reale, con le sue battaglie, le sue insicurezze e i suoi traguardi.

Credo che ogni esperienza di maternità sia unica e speciale, che ognuna di noi dovrebbe avere la possibilità di raccontarsi e far sentire la propria voce e spero che questo accadrà sempre più spesso.

Ho intitolato ogni capitolo con una parola che, per me, ha significato qualcosa di importante nel mio percorso di madre, ma credo che ogni donna abbia un suo personale alfabeto, con parole uniche per ciascuna, con una spiegazione diversa e sempre di grande valore. Mi auguro che, un giorno, verranno scritte parole nuove e restituiti nuovi significati a questa esperienza, per far sì che tutte noi iniziamo a sentirci realmente viste, rappresentate e sostenute in questo incredibile viaggio.

A come Allattamento

Prima di rimanere incinta del mio primo figlio, non mi ero mai chiesta come sarebbe stato allattare. Sapevo che ci avrei provato, perché mia madre mi aveva raccontato a lungo di come era stato allattare me e mia sorella, che poteva essere una buona soluzione per avere la comodità di nutrire i miei figli ovunque e in qualunque momento, ma la mia conoscenza dell'argomento si fermava lì.

Poi sono rimasta incinta e un sacco di dubbi hanno iniziato a riempire la mia mente.
Sarei stata in grado di farlo? Avrei provato dolore? Sarebbe stato fastidioso avere un piccolo essere umano attaccato alla tetta come un'idrovora? E, soprattutto, quanto mi sarei sentita a disagio allattando in pubblico?
Ero talmente piena di ansie da temere maggiormente l'allattamento rispetto al parto (che illusa!) e ammorbavo amiche mamme, e la mia psicoterapeuta, con mille questioni sull'argomento.

Mio figlio è nato, il parto è stato un disastro e, a quel punto, ho deciso che almeno avrei dovuto allattarlo, riuscire nell'impresa, come se fosse una sorta di riscatto personale, come se in questo modo potessi dimostrare, prima di tutto a me stessa, che il mio corpo era in grado di nutrire il mio bambino; darlo alla luce no, non ne era stato capace, ma l'allattamento sì, quello avrebbe dovuto funzionare.

Peccato che nessuno, ma proprio nessuno, mi avesse spiegato nulla.

Dopo soli due giorni di allattamento a richiesta (e Jacopo richiedeva davvero tanto) avevo già le ragadi, ma a detta del personale ospedaliero lui "si attaccava benissimo". Inoltre, reduce da un cesareo d'urgenza dopo un lunghissimo e angosciante travaglio, la montata lattea tardava ad arrivare, per cui ero stata dimessa con tanto di tiralatte elettrico in una valigetta da bombarolo e con la prescrizione delle "aggiunte" da dare con il biberon.

Le indicazioni che mi avevano dato erano davvero impegnative da mettere in pratica: avrei dovuto allattare Jacopo a richiesta, tirarmi il latte ogni tre ore, somministrargli almeno 10 ml di latte tirato con il biberon e altri 10 ml di formula, tutto questo giorno e notte, con le ragadi, la cicatrice dolorante e un probabile disturbo post traumatico da stress.

E mentre mia madre mi convinceva a bere litri di tisana al finocchio, che aveva come unico effetto quello di costringermi a fare lunghi pellegrinaggi in bagno, io mi attaccavo al tiralatte, con una coppa di una misura sbagliata (ma questo l'ho imparato solo dopo molto tempo) guardando con apprensione il biberon che rimaneva sempre inesorabilmente vuoto. Intanto Jacopo urlava, in braccio a suo padre, perché voleva esserci lui, alla mia tetta, al posto del tiralatte.

Nel frattempo, mia suocera, persona squisita ma molto ansiosa sul tema cibo, telefonava quotidianamente a mio marito per informarsi sull'arrivo della tanto attesa montata lattea, il che non mitigava la mia ansia da prestazione già alle stelle.

Avrei voluto che il mio latte avesse un codice di tracking, per verificare se fosse in transito o in consegna, così da mettere tutti tranquilli, ma la montata lattea non è un pacco Amazon e arriva quando meno te lo aspetti, cosa che, effettivamente, è avvenuta quando ho deciso di riporre il tiralatte nella sua custodia e assecondare il mio bambino.

Per coronare il quadro, ho deciso di munirmi di coppette in argento, utili per far guarire le ragadi. Avevo queste cose luccicanti in agguato sotto a uno di quei reggiseni da allattamento della Coop, a spalline larghe e cuciture anni Ottanta: sembravo Madonna, solo molto più stanca e dall'aria confusa.

A un certo punto, in qualche modo, l'allattamento ha preso il via, Jacopo cresceva a un ritmo vertiginoso, si calmava e si addormentava solo con la tetta, ma, alle volte, soprattutto la sera, iniziava un forsennato "attacca e stacca" con pianti, urla e stridore di denti (quest'ultimo mio). Lui lo faceva perché era stanco e sovrastimolato, ma, a quel tempo, ero convinta che il mio latte potesse sparire come per magia e inviavo vocali deliranti alle mie amiche mamme, nella speranza che potessero aiutarmi e sostenermi.

Avrei tanto voluto che Jacopo prendesse il ciuccio, così da avere qualche momento di sollievo, per consolarlo senza averlo necessariamente attaccato, ma le ostetriche del consultorio mi avevano detto di aspettare almeno quaranta giorni. Come Mosè che vagava nel deserto, io vagavo nelle nebbie del puerperio, tutto per avviare al meglio l'allattamento.

Spoiler: dopo quaranta giorni di sola tetta, è quasi impossibile che un neonato decida di ciucciare, tutto contento, un pezzo di plastica, per quanto costoso sia.

Dopo aver letteralmente buttato via cinquanta euro di ciucci, di varie forme e dimensioni, ho deciso di rinunciare all'impresa e di sorbirmi, rassegnata, tutti i «Ti usa come ciuccio!» di amici e parenti presi da un attacco di simpatia.

Dei primi mesi di allattamento, ricordo le giornate infinite passate sul divano, con telecomando della tv, telefono, bottiglia dell'acqua e biscotti strategicamente posizionati a portata di mano.

Certi presunti esperti affermano che, mentre allattiamo i nostri figli, dovremmo eliminare qualsiasi distrazione e guardarli amorevolmente negli occhi per tutta la durata della poppata.

Ora, senza escludere che in qualche momento sia bello osservare i nostri figli mentre mangiano, vorrei rassicurare tutti sul fatto che mio figlio è cresciuto sano e forte anche se, allattando, guardavo con amore il dottor Sheperd, di *Grey's Anatomy*, e facevo acquisti su Amazon o mandavo documenti via mail per rinnovare l'ISEE.

Sfido chiunque a rimanere, giornate intere, immobile su un divano senza cercare in qualche modo di ingannare il tempo rilassandosi con qualche serie tv o scorrendo i vari social per svagarsi e alleggerire la propria mente. Cercare di farci sentire in colpa per questo lo trovo subdolo e meschino.

Le poppate eterne dei primi mesi, poi, tendono a diventare qualcosa di più simile a uno spuntino veloce al Mc Drive, con tanto di bambino frenetico che si contorce in uno strano freestyle delle gambe mentre poppa, distratto da ogni minimo rumore o voce, quindi, a quel punto, la possibilità di finire una serie tv sfuma nel nulla.

L'unico accorgimento che ho adottato, per la mia salute mentale e il poco svago, e che riesco ancora a concedermi, è guardare qualcosa con il telefono e le cuffie mentre i bimbi dormono. Il bellissimo schermo tv, comprato per me e mio marito, è diventato di esclusiva proprietà dei miei figli, siamo passati direttamente da *Gomorra* a *Peppa Pig*.

La cosa strana dell'allattamento è che, a un certo punto, una parte del tuo corpo, che dovrebbe essere abbastanza personale e privata, diventa di dominio pubblico.

Sei lì, al bar o al centro commerciale, il tuo bambino piange, decidi di metterti a sedere per allattarlo e qualcuno (di solito di età superiore ai sessant'anni) ha la bellissima idea di venire a dare una sbirciatina, ma non in modo discreto, proprio a un millimetro dalle tue tette.

E tu vorresti cacciarlo in malo modo, ma non sai davvero come fare se non hai una buona capacità di improvvisare in situazioni imbarazzanti, e io non ce l'ho: credo che l'unica sia fingersi morti e aspettare che l'intruso si allontani di sua spontanea volontà.

Eppure, prima di avere figli, nessuna signora anziana estranea o conosciuta si era mai sognata di dare un'occhiata alla mia scollatura, ma a me è andata bene, perché so di suocere di amiche che hanno anche dato una palpatina, così, giusto per fare un controllo qualità, cosa che se fosse accaduta a me sarebbe finita con un: «Ed eccomi qui, signor Giudice».

Un'altra cosa davvero magica dell'allattamento è che sai quando inizia, ma non sai davvero come e quando finirà, ma per la maggior parte delle persone sarebbe meglio che finisse il prima possibile una volta iniziato lo svezzamento.

Si passa da continue domande, prima «Lo allatti?», poi «Lo allatti *ancora?*» e, quell'*ancora,* racchiude tutta una serie di sospettosi giudizi.

Ed ecco che tutta quella manfrina sull'"amore liquido" si trasforma in un continuo rimprovero alle mamme che allattano dopo i sei mesi, perché il latte, per magia, diventa acqua e le mamme, sempre per magia, non allattano più per nutrire i propri figli, ma "per capriccio".

Ora, qualcuno mi dica come può diventare, per il nostro corpo di mamme, un "capriccio" avere un piccolo essere umano che reclama la sua dose di latte, a ogni ora del giorno e della notte, con la formula open bar/free drink inclusa nel pacchetto.

Non parliamo poi di quelle mamme (me compresa) che decidono di allattare più a lungo: bollate come losche figure, un po' perverse, che dovrebbero consegnare due euro al proprio figlio perché possa andare da solo al Conad a comprarsi un litro di latte.

A quelli che mi chiedevano, con un'espressione a metà tra il disgustato e il sorpreso, quanto avrei continuato ad allattare Jacopo, rispondevo, con espressione impassibile, che sarebbe passato direttamente dalla tetta alla birra media: non parlavano più.

In realtà ho deciso di interrompere l'allattamento ai suoi due anni, perché, a quel punto, era diventato troppo stancante per me attaccarlo al seno durante i suoi innumerevoli risvegli notturni e ho preferito trovare un altro modo per fargli sentire la mia vicinanza.

Ci sono stati dieci giorni di pianti, urla, piccoli pugnetti che mi colpivano con una ferocia inaudita, poi si è rassegnato al fatto che la sua "titta" era andata in pensione, dopo due anni e due mesi di onorato servizio: ha iniziato a dormire per tutta la notte, mortacci sua.

Mi sembrava di essermi ripresa il mio corpo (ma non le mie tette, quelle sono cambiate per sempre) dopo quei due anni e due mesi di allattamento a richiesta ed è stato un sollievo. Potevo finalmente ricominciare a indossare ciò che volevo, non solo abiti che avessero la possibilità di estrarre prontamente la tetta in qualsiasi momento. Potevo dormire in qualsiasi posizione, non per forza sul fianco, con la testa di mio figlio incastrata sotto al braccio e lui lì attaccato. Potevo riprendere a bere i miei tanto sospirati gin tonic, senza più preoccuparmi di nuocere al mio cucciolo di svariati mesi di stagionatura, ma, dopo qualche mese, eccomi di nuovo incinta!

Questa volta avrei fatto le cose diversamente: innanzitutto, sicuramente l'allattamento sarebbe partito decisamente meglio, in più sapevo già tutto, no? Sarebbe stato facile, giusto?
Risposta: no.
Dopo il parto, ho notato che Bianca si attaccava malissimo, in modo superficiale e facendomi male fin da subito, così ho cercato di correggere l'attacco con varie posizioni o esortandola ad aprire maggiormente la bocca.
La montata lattea è arrivata dopo due giorni, Bianca mangiava e si addormentava placida con la pancia piena, nonostante questo ha avuto un consistente calo di glicemia e sono andata a casa senza tiralatte, ma con la formula da dare in aggiunta.
Fortunatamente la situazione è rientrata in meno di ventiquattro ore, ma ricordo la sensazione di frustrazione provata.
Avevo, però, il supporto di una bravissima consulente IBCLC della mia zona che mi ha aiutata, sia virtualmente che in presenza, ovviamente dietro compenso, rassicurandomi e osservando la situazione.
Ho dovuto comprare nuovamente coppette assorbilatte, reggiseni da allattamento e vestiti adatti il che, unito alle due consulenze, non rende l'allattamento al seno proprio "gratuito" come ci vogliono raccontare.

Bianca, rispetto a Jacopo, se non aveva fame non si attaccava per rilassarsi e aveva spesso dei momenti di pianto inconsolabile e assordante che non riuscivo a calmare in nessun modo. Istintivamente, provavo a darle il seno e lei si incazzava come un puma, diventando tutta rossa e irrigidendosi tantissimo, così che, in preda alla disperazione,

iniziavo a darle pacchette facendo "ssssh ssssh" e pregando
che funzionasse.

Ho scoperto in seguito che soffriva di coliche e reflusso, per
cui c'era bisogno di accorgimenti particolari, come tenerla
semi-seduta almeno mezz'ora dopo i pasti e cercare di farla
dormire il più possibile in quella posizione. I primi tre mesi
sono stati decisamente difficili, soprattutto le notti.

Oggi è una bimba che ama mangiare e addormentarsi
attaccata, ma non si aggrappa alla mia scollatura tipo self-
service e non inizia a fare il picchio contro la mia maglia,
come faceva suo fratello.
Anzi, ero convinta che, una volta assaggiati i tortellini e il
ragù, avrebbe abbandonato spontaneamente la sua fedele
compagna di avventure, ma ho scoperto che non è così, anzi
ha intensificato le sue poppate.

Grazie a Bianca ho imparato che ogni esperienza è a sé,
anche quelle che riguardano due fratelli, anche se io sono
sempre la stessa.
Mi viene spontaneo fare paragoni, provare a darmi
spiegazioni sulla base di quello che ho vissuto con Jacopo,
ma è perfettamente inutile, perché l'imprevisto è sempre
dietro l'angolo e ci sono continui cambiamenti da affrontare.

Quello che mi preme sottolineare dell'allattamento è che si
tratta di una relazione a due e ogni donna, ogni mamma,
dovrebbe scegliere come, quanto, per quanto tempo stare in
questa relazione, senza giudizio e senza sensi di colpa.
Purtroppo, Facebook pullula di gruppi di mamme
decisamente estremiste sul tema, tanto che sono stata
bannata da uno di questi, perché avevo osato suggerire a
una mamma, stremata dall'allattamento, di trovare un modo
rispettoso per smettere.

Trovo molto triste che ci siano ancora tante persone che pensino che il tuo valore come madre sia determinato dalla maniera in cui nutri tuo figlio, perché non è affatto vero.
Ci sono infinite variabili nella storia di ognuna di noi che ci portano a fare una scelta anziché un'altra, ma ogni scelta ha sempre l'obiettivo di fare la cosa migliore per i nostri figli, senza doverci necessariamente dimenticare dei nostri bisogni.

Ho anche letto e sentito esperti affermare che, sebbene allattare al seno sia qualcosa di "naturale" e quasi istintivo, sia necessario arrivarci preparate e informate adeguatamente, perché le difficoltà sono dietro l'angolo.
È vero: tra attacchi scorretti, ragadi, ingorghi, mastiti, dubbi su quanto e quando allattare, una mamma alle prime armi può decidere di mollare se non trova adeguato supporto nel post parto.
Dare tutta la responsabilità della riuscita, o meno, dell'allattamento solo alle madri mi sembra abbastanza riduttivo, dal momento che, non tutte, abbiamo accesso alla stessa quantità e qualità di informazioni e che, non tutte, abbiamo la possibilità di rivolgerci a professionisti a pagamento, sicuramente più aggiornati di quelli che troviamo nei punti nascita o nei consultori.
Allattare dovrebbe essere una possibilità a cui accedere facilmente, come quella di essere guidate e informate in modo neutro e oggettivo, con corsi di accompagnamento alla nascita gratuiti e che permettano davvero di conoscere il funzionamento del nostro corpo e di come nutrire i nostri figli, in qualsiasi modo decidiamo di farlo; o finirà, come sempre, che poche donne privilegiate riusciranno ad allattare quanto e come desiderano e tutte le altre si sentiranno dire che non hanno abbastanza latte o che non ci hanno messo abbastanza impegno.

Esistono anche madri che decidono fin dall'inizio che allattare al seno non fa per loro e, a prescindere dal motivo, non dovrebbero essere oggetto di critiche o giudizi. Quando parliamo di allattare al seno, parliamo di mettere in gioco letteralmente il nostro corpo, al cento per cento, e non è detto che siamo tutte pronte a farlo allo stesso modo.

La maternità non è una gara a chi si sacrifica maggiormente per i propri figli, alla fine non si vince nessun premio, tutt'al più un magnifico soggiorno in qualche clinica psichiatrica con vista sulle colline.

Dovremmo avere a cuore noi stesse, la nostra salute fisica e mentale, avere chiari quali sono i nostri confini e decidere liberamente come nutrire i nostri figli, perché è risaputo che per crescere bambini sereni è fondamentale che lo siamo noi per prime.

Mia madre mi diceva sempre che è meglio un biberon dato con amore che un seno dato con rabbia e tante amiche mi hanno raccontato della loro esperienza con il latte in formula e, sorpresa: l'amore passa anche attraverso un biberon.

B come Babywearing

Il portare in fascia era qualcosa che sentivo avrei voluto provare una volta nato Jacopo. Avevo una fascia elastica con annesso un libretto di istruzioni per legarla, ma informandomi ho capito che era tutto sbagliato: si trattava di creare una sorta di "culla" in cui sdraiare il neonato, una trappola mortale per lui e per la schiena del portatore.

Tuttavia, partendo dall'ignoranza, nel senso più letterale del termine, dal momento che ignoravo tutto dell'argomento, inizialmente avevo provato a posizionare mio figlio in quel modo, ma lui aveva iniziato a contorcersi e a strillare, quindi avevo deciso di rinunciare.

Ho tentato anche con uno di quei marsupi che vendono come ergonomici, ma ergonomici non sono: il poverino era praticamente appeso per le palle a una sorta di mutanda, le due bretelle si incrociavano dietro la mia schiena e il peso era tutto sulle spalle con i ringraziamenti della mia cervicale.

A quel punto una mia amica, mossa a pietà, ed evidentemente inorridita dalle foto di questi supporti che le mandavo, mi ha indicato qualche fascia rigida da poter comprare e dei video tutorial da guardare per imparare, almeno a utilizzare la fascia elastica.

Imparato a utilizzare quella, mi si è aperto un mondo. Dopo due mesi in cui ero stata praticamente presa in ostaggio dal mio bambino, che viveva solo ed esclusivamente in braccio e piangeva non appena lo appoggiavo da qualche parte, finalmente, avevo due braccia libere da poter utilizzare mentre lui dormiva beato addosso a me. E che dormite si faceva!

Potevo cucinare, fare qualcosa in casa, fare finalmente lunghe passeggiate da sola o in compagnia di altre mamme.

Potevo calmarlo istantaneamente quando era troppo agitato, fare qualche piccola commissione, portarlo con me alle cene o agli aperitivi ed essere sicura che lui, lì al calduccio, avrebbe dormito tutto il tempo.

Già, perché per me era stato molto frustrante constatare che mio figlio detestava carrozzina, ovetto, sdraietta e qualsivoglia oggetto per neonati, che dormiva solo attaccato a me o addirittura sopra, che voleva stare costantemente in braccio. «È furbo! Ti sta manipolando!» mi dicevano, oppure «Ha il vizio delle braccia!» al che io rispondevo che, almeno, non aveva il vizio del gioco o del bere.

La fascia sembrava soddisfare il mio bisogno di qualche spazio di autonomia personale, pur con lui, e il suo bisogno costante di contatto.

Andando a passeggio con lui nella fascia, ricevevo i commenti e le domande più bizzarre: chi mi chiedeva se il bambino respirava (la domanda in assoluto più gettonata), chi se fosse un bambino o una bambola, una prozia mi ha detto che, secondo lei, Jacopo si stava perdendo il sole e gli uccellini e questo gli avrebbe causato qualche problema.

Vi svelo un segreto: Jacopo, a tre mesi, non sapeva neanche che ci fossero il sole o gli uccellini, ma avrebbe venduto la sua giovane anima al diavolo pur di essere tenuto in braccio ventiquattr'ore su ventiquattro.

Dopo una consulenza ho acquistato una fascia rigida, che mi ha accompagnata per qualche altro mese mentre lui cresceva e prendeva peso, ho imparato a legarla in vari modi e a diventare più pratica di questo mondo molto sfaccettato e variopinto.

Mi ero ripromessa di acquistare solo un supporto per ogni categoria, perché bazzicando i vari gruppi Facebook sul portare avevo intuito che, anche in quell'ambito, l'estremismo era in agguato. Leggevo di mamme che avevano armadi zeppi di fasce, anche molto costose, di vari colori per abbinarli all'outfit o, addirittura, in base alla loro stagione armocromatica (che non sapevo nemmeno cosa fosse, tanto per dirne una).

La cosa spiacevole di quei gruppi erano i toni giudicanti verso chi aveva scelto di utilizzare serenamente carrozzina o passeggino, come se il fatto di portare in fascia o marsupio rendesse automaticamente genitori migliori di altri.

Io ammetto, senza nessuna vergogna, che se a mio figlio fosse piaciuta la carrozzina e avesse dormito le sue due o tre ore per conto suo, probabilmente, mai mi sarei sognata di portarlo. Per me è stata una scelta dettata dalla sopravvivenza, una scelta che, solo poi, ho imparato ad amare, trovandone i lati positivi.

Invece, su quei gruppi, c'erano post del tipo: "Oggi sono andata al parco e non potete capire quanti passeggini ho visto, che tristezza!", con tanto di commenti altrettanto giudicanti di altre follower.

Già.

Nel tempo ho comprato una *ring* per portare sul fianco, dal momento che Jacopo, crescendo, voleva guardarsi intorno e, stare sul davanti, gli impediva alcuni movimenti. Forse la *ring* è stata il supporto che ho amato meno, perché Jacopo era già di consistente stazza e il peso era tutto su una spalla, costringendomi a posture storte e a un'andatura claudicante, molto sexy solo se sei Dottor House.

Sono passata, infine, al marsupio, uno ergonomico per davvero, questa volta. Ho imparato a passare Jacopo sulla mia schiena e sono cominciate le nostre avventure nei boschi e nei sentieri della zona, complice la pandemia che prima ci ha chiusi in casa, poi ci ha obbligati a restare nelle immediate vicinanze del nostro comune, un piccolo paesino dell'appennino senza molte altre attrattive se non quelle paesaggistiche.

Per noi, però, era perfetto! Con Jacopo sulla mia schiena ho scoperto nuove strade e visto bellissimi panorami, abbiamo osservato le stagioni, sperimentato la prima neve, lui faceva i suoi pisolini e io rilassavo la mia mente dopo le lunghe, lunghissime giornate a tu per tu con lui, sempre soli noi due.

Paradossalmente, pur avendolo addosso, lui si rilassava talmente tanto che poteva restare sveglio e guardarsi attorno o addormentarsi quando era stanco e questo mi permetteva di "staccare" da tutto l'impegno che quella relazione richiedeva, al punto che, quando in casa diventava impegnativo, decidevo di uscire, ascoltare un podcast o della musica e, semplicemente, camminare.

Ovviamente il portare ha avuto anche i suoi lati faticosi come, ad esempio, il fatto di avere costantemente una persona appiccicata al mio corpo, estate e inverno. Perché se è vero che esistono i bambini ad alto contatto, è altrettanto vero che non tutte le madri apprezzano tutto questo contatto, e io sono una di quelle madri.

Ci sono state giornate in cui, semplicemente, mi davo obiettivi minimi di sopravvivenza per arrivare a sera conservando le forze e la salute mentale. Avere il marsupio mi ha aiutata in questo, ma sono passata da nove mesi di Jacopo nella pancia, a due anni di Jacopo addosso e penso sia normale sentirsi sopraffatte alle volte.

In ogni caso, contro ogni logica delle vere madri canguro che amano portare i propri figli in marsupio fino al giorno della loro laurea, non appena Jacopo ha imparato a stare seduto ho acquistato uno di quei meravigliosi passeggini leggeri e ho iniziato a portarlo a spasso con quello: non solo gli piaceva, ci si addormentava anche!

Con mio sommo giubilo, dopo sette mesi di sballonzolamenti e camminate veloci nel parco sudando e sbuffando con lui addosso, potevo sedermi su una panchina all'ombra, con lui che dormiva lì accanto, leggendo un libro. Mi sentivo come se fossi in vacanza.

Jacopo mi è letteralmente cresciuto addosso e quando è stata ora di mettere via il marsupio ho un po' sofferto, come è accaduto con la fine dell'allattamento o la fine del dormire nella stessa stanza, perché si stava aprendo una nuova fase in cui avremmo dovuto inventarci altri modi di essere vicini.

Con Bianca è stato molto positivo avere già qualche nozione di babywearing, perché ho potuto portarla già dalla sua prima settimana di vita, cosa che anche lei sembrava apprezzare notevolmente.

Già, perché dopo aver avuto un primo figlio cozza, ed essere stata il suo scoglio per molto tempo, ero sicura che il buon Dio mi avrebbe donato un secondo figlio placido e mansueto, che avrebbe dormito nel suo lettino e nella carrozzina. Che illusa!

Penso che questo genere di fantasie che coltiviamo noi genitori di primi figli ad alto contatto siano fondamentali per la conservazione della specie, dal momento che i neonati ad alto contatto sembrano essere la maggioranza (anche se nessuno lo ammette), o ci saremmo estinti da un pezzo.

Bianca è stata una specie di bambolotto per i suoi primi giorni di vita: dormiva nella carrozzina e in auto, mangiava, poi dormiva di nuovo e io ero convinta di essere stata miracolata con una figlia di quelle che dormono ovunque e non piangono mai, finché qualcosa deve essere scattato in quella testolina o, forse, ha semplicemente aspettato che finisse il tempo per poter fare il reso gratuito, perché poi ha iniziato a fare esattamente quello che faceva suo fratello, ovvero rifiutarsi di stare in qualsiasi luogo che non fossero le mie braccia, piangeva anche in braccio a suo padre.

Grazie al marsupio ho potuto accogliere anche il suo bisogno e dedicarmi a Jacopo, che a tre anni e mezzo reclamava giustamente la sua dose di attenzioni, voleva giocare, essere portato al parco o che gli preparassi qualche spuntino.

Bianca è nata in piena estate, la scuola di Jacopo era chiusa ma lui andava al centro estivo (posto che adora, infatti conta i giorni come i carcerati, perché non vede l'ora che finisca l'anno scolastico per tornarci) io ero costantemente annoiata e sola. Bianca reclamava latte, contatto e coccole, io avevo però bisogno di connettermi alla realtà perché le notti in bianco mi stavano logorando, così come i suoi lunghi ed estenuanti pianti improvvisi.
Così, ogni mattina, uscivo presto con lei nel marsupio e facevo una passeggiata lungo la strada, l'aria era ancora fresca e raccoglievo qualche mora lungo il marciapiede, mandavo vocali alle amiche e ascoltavo podcast di true crime, pensando che almeno non c'era un serial killer che immaginava di usare parti del mio corpo come oggetti d'arredo per casa sua.
In questo modo credo di essere sopravvissuta a quei primi tre lunghissimi mesi, mesi di vacanze, di partenze, di caldo afoso e stanchezza devastante.
E se con il primo figlio mi sentivo un pesce fuor d'acqua e mi mancava il confronto con le altre mamme, ora che avevo Bianca e frequentavo ancora le mamme del corso preparto,

mi rendevo conto che siamo davvero tutte sulla stessa barca perché, tutte noi, portiamo addosso i nostri figli.

Qualcuno pensa che sia una moda, uno strano modo di accudirli, una sorta di ossessione (ancora una volta!) di noi mamme, ma la verità è che esistono bimbi che hanno tantissimo bisogno di contatto e che il portare può essere davvero la chiave di volta per superare indenni i primi mesi e avere qualche spazio di libertà.

C come Carico mentale

Se c'è una domanda che mi fa letteralmente imbestialire è: «Tuo marito ti aiuta in casa?».
In che senso "mi aiuta?". Il fatto che faccia lavatrici, pulisca i pavimenti o si occupi dei suoi stessi figli non lo definirei un aiuto a me, quanto un modo assolutamente normale di prendersi cura di spazi che sono anche suoi e di esseri umani che ha contribuito a generare.
Purtroppo, è convinzione radicata che l'uomo debba preoccuparsi principalmente di portare a casa la pagnotta e la donna, oltre a guadagnarsi lo stipendio, anche se più basso di quello del marito, debba pensare a tutto il resto.
Con la scusa di "essere più brave" in certe cose, queste ci vengono appioppate senza alcuna pietà, così che dobbiamo occuparci non solo del nostro lavoro, ma anche di tutto quello che riguarda la casa e i figli.
Alle volte, i mariti fanno cose per darci una mano ma, testimonianze che ho raccolto negli anni, mi confermano che noi continuiamo a essere la mente e loro il braccio, ed essere la mente è sfiancante.

L'elenco delle cose da ricordare e da fare è lunghissimo: scadenze di pagamenti vari, appuntamenti a scuola e dal medico, liste della spesa, cambio dell'armadio, feste di compleanno, incontri con i parenti, preparazione di sacche per nido e scuola, lavatrici, rate del condominio, ISEE e 730, colloqui alle babysitter, organizzazione delle festività, delle vacanze estive e degli spostamenti di tutti, prescrizioni dei farmaci, telefonate al pediatra, vaccinazioni e visite dal dentista, senza dimenticare le rate della tassa sui rifiuti e il verificare che quello yogurt in frigo non sia scaduto in qualche epoca giurassica.

Una mia amica si lamentava del fatto che, per avere uno straccio di vita sociale dopo la nascita dei figli, dovesse essere sempre lei a pensare e pianificare cose da fare insieme o contattare altre coppie di genitori con cui passare serate, mentre il marito si limitava ad assecondare i suoi piani, come una specie di zavorra con il broncio.
Anche progettare una cosa semplice come una merenda in compagnia, in casa propria, quando hai dei figli, è come giocare una partita a Risiko: tanto per cominciare bisogna trovare la congiunzione astrale favorevole per evitare che qualcuno dei possibili partecipanti sia ammalato, dopodiché bisogna concordare con largo anticipo luogo e orario, tenendo conto dei pisolini di tutti.
Bisogna pensare alla spesa, al cibo e a rendere la casa un luogo presentabile e occorre farsi trovare in condizioni quantomeno accettabili (leggi: non con il pigiama a fantasia di rigurgiti di neonato).

Non parliamo poi delle feste di Natale, perché la magia del Natale esiste, sì, la genera, da qualche parte, una mamma che vorrebbe fare la magia di scomparire finché non è finito tutto.
Tra addobbare la casa, progettare il calendario dell'avvento per i bambini, far fare improbabili monellerie all'Elf on the Shelf e stilare la lista dei regali da fare a tutti, le povere madri sono più impegnate del CEO di Google.
Ammetto che, quest'anno, ho deciso di boicottare il Natale e di non fare assolutamente nulla con nessuno, perché mi mancavano le energie per pensare di passare una giornata

fuori casa con entrambi i miei figli o di organizzare un pranzo a casa nostra e ritrovarmi a cucinare per tutti: no, grazie.

Le vacanze sono un altro capitolo interessante: solitamente a me spetta il compito di organizzarle, prenotarle e preparare la mia valigia e quella dei bambini, a mio marito invece spetta il compito di lamentarsi del luogo che ho scelto una volta che siamo arrivati, elencandone tutti i difetti e attribuendo un numero di stelle che va da zero a uno.

La cosa che mi manda maggiormente in panico è la gestione della burocrazia: ho diversi raccoglitori divisi per argomento, con documenti di ogni genere ordinatamente disposti in varie buste trasparenti, ma ogni volta che devo andare a cercarne uno per sbrigare qualche pratica inizio a sudare freddo.
Quando poi mi ritrovo a preparare tutte le carte per il 730 o fare qualche richiesta sul sito dell'INPS vado direttamente in iperventilazione e inizio ad avere molta voglia di piangere, in questi momenti rimpiango di non aver sposato un commercialista preciso e competente che avrebbe potuto salvarmi da tutto ciò.

Quando ho iscritto Jacopo al nido, mi sono resa conto di essere incappata in qualcosa di davvero impegnativo.
La sola iscrizione è un processo lungo e complicato di compilazione di moduli, invio di documenti e consultazione di graduatorie dalla simbologia oscura.
Dopodiché si profilano all'orizzonte tutta una serie di appuntamenti con le educatrici, di liste di cose da acquistare e preparare, di etichette con il nome da stirare su tutti i vestiti.
A quel tempo, non avevo ancora trovato lavoro, quindi la scusa di mio marito era «Fallo tu, che hai più tempo».
Poi un lavoro l'ho trovato, ma era part time, perciò la scusa non è cambiata, purtroppo.

Ho avuto anche la malaugurata idea di farmi ulteriormente del male offrendomi di essere la rappresentante di sezione, un'esperienza distopica di cui parlerò nel capitolo dedicato.

Tutto, ma proprio tutto, può diventare carico mentale. Anche un'operazione banale come fare la spesa è il frutto di complicati calcoli quantistici, perché una madre non si limita a fare la spesa, ma stila un menu settimanale, pianifica le colazioni e le merende, tiene in considerazione i gusti della famiglia e la stagionalità dei prodotti.
Se poi tende ad agire in modo ossessivo compulsivo, come me, fa la lista tenendo conto anche della disposizione dei prodotti nelle varie corsie, perché conosce a memoria la planimetria del supermercato e fa un preventivo di quanto spenderà, perché ricorda alla perfezione i prezzi di tutti i prodotti e si accorge della crescita inesorabile dell'inflazione. Qualche volta, lo ammetto, ho cercato di delegare, inviando al supermercato mio marito al mio posto, ma si sono puntualmente verificati alcuni scenari inquietanti, che vanno dall'acquisto sfrenato di stuzzichini per fare aperitivo, ma nessun vero cibo, a lunghe telefonate per aiutarlo nella missione, con il risultato che stavo praticamente facendo la spesa da remoto («Come sarebbe che non vedi il burro? È lì in alto a sinistra, con la carta grigia e la scritta rossa»).

Al momento, Jacopo non fa ancora sport e non frequenta il catechismo, ma sono sicura che quando farà anche solo una di queste cose, ci saranno ulteriori elementi a cui pensare e da ricordare.

La cosa che mi stupisce maggiormente è che, il più delle volte, questi mariti che sembrano dimenticare le cose o non riuscire a occuparsene, ricoprono ruoli di rilievo nell'ambito lavorativo, dirigono interi reparti o addirittura aziende, però non si sentono all'altezza di cambiare un pannolino o presentarsi all'assemblea scolastica.

Utilizzano come scusa il fatto che non è nella loro "natura" occuparsi di queste cose, ma la verità è che il condizionamento che ci porta a vivere in questo modo è prima di tutto culturale e, a volte, noi mamme in primis prestiamo il fianco alle ripartizioni squilibrate del carico mentale all'interno della coppia.

Invertire la rotta si può: un passo alla volta, delegando qualcosa, rischiando che non venga fatta come vorremmo o che non venga fatta del tutto, cercando di condividere il più possibile con l'altra persona le nostre fatiche e difficoltà.

Perché il carico mentale è quella vocina nella testa che, quando non riesci a dormire, ti chiede se hai pagato quella bolletta oppure se ti sei ricordata di inviare quella mail al pediatra.

È quel dubbio atroce su quante ore sono passate dall'ultima Tachipirina somministrata a tuo figlio e su come dare l'antibiotico correttamente senza per forza svegliarlo nel cuore della notte.

A volte, mio marito mi dice che penserà lui a occuparsi di una certa cosa, purché io "gliela ricordi". Partiamo dal presupposto che non ho una memoria supersonica, per cui, come ogni essere umano normale, mi sono dotata di post-it e promemoria sul telefono. Per quale motivo gli uomini non possono fare la stessa cosa? Perché anche ricordare a qualcuno di fare qualcosa è un elemento che si aggiunge al carico mentale, così che diventi praticamente la segretaria del tuo compagno.

Mi immagino Andrea che, come Miranda Priestly ne *Il diavolo veste Prada*, entra in casa nervosamente appoggiando la giacca sul tavolo, mentre io gli saltello affabilmente intorno ricordandogli gli appuntamenti e le cose da fare, solo che al posto delle Jimmy Choo indosso pantofole con il pelo.

Uno degli aspetti del carico mentale che detesto maggiormente è la quantità di lavatrici da fare.
Il cesto dei panni sporchi è costantemente pieno, anzi, credo di averlo acquistato già così, perché non ho memoria del suo aspetto senza qualcosa all'interno. Alle volte, ho il sospetto che ci siano altre persone che vivono in casa con noi, persone che non ho mai visto, ma che sporcano molto. Come è possibile che una famiglia di quattro persone, di cui una neonata, abbia una lavatrice in costante funzione? Sembriamo una lavanderia industriale.
Se non c'è qualcosa da lavare, c'è sicuramente qualcosa di appallottolato da estrarre dall'asciugatrice, i panni da stirare si accumulano, io non ho tempo o voglia di occuparmene e il cesto dei panni continua a riempirsi guardandomi con aria beffarda, si prende letteralmente gioco di me.
A volte, delle lavatrici se ne occupa Andrea, ma è successo che abbia messo una biro dentro l'asciugatrice, creando un magnifico set di vestiti a pois tipo batik e costringendomi a infilare la testa nell'oblò per pulirla all'interno con l'acetone. Alla fine, avendone respirato i vapori, vedevo draghi e altre creature fatate.

Quando ho avuto Bianca, ho pensato che fosse il caso di fermarsi a due figli, anche per non dover mai più organizzare un battesimo.
In entrambi i casi è stato un vero e proprio lavoro, anche perché ho ben pensato di rendermi la vita più complicata confezionando io stessa le bomboniere: meno male che ho sempre invitato poche persone.
In ogni caso, era necessario scegliere come vestire i bambini, ordinare la torta, prenotare per tempo il ristorante e stabilire un menu che non ci costasse un rene, capire chi si sarebbe

occupato delle foto e fare il famoso colloquio con il parroco prima della cerimonia.

Quando siamo andati a incontrare il prete, nostro amico da anni, ci è mancato pochissimo che il pomeriggio diventasse memorabile, con Jacopo rincorso dalle oche del cortile e Andrea che invoca svariate divinità perché, nella fuga, Jacopo aveva rovesciato del succo proprio sulle sue scarpe.

Anche l'organizzazione dei compleanni è di solito compito esclusivo delle mamme, motivo per cui, al momento, non ho mai organizzato una vera e propria festa con tanto di locale in affitto e svariati ospiti sotto il metro di altezza.

Complice il fatto che mio figlio compie gli anni in inverno, ho sempre immaginato che la sua festa si sarebbe trasformata nel festival del catarro, senza contare il fatto che le sale in affitto, solitamente, hanno un prezzo talmente alto che più che un compleanno sembra di organizzargli il matrimonio.

A volte, sui social mi imbatto in fotografie di festicciole con tanto di animazione, sculture di palloncini, tavolate di meravigliosi cupcake a tema e mi chiedo se sia previsto anche un dress code tipo "solo scarpe con le luci" o "è gradita la tuta a tema supereroi".

Anche facendo una semplice merenda con qualche parente, però, è sempre stato un mio compito occuparmi di ordinare palloncini e decorazioni, prenotare la torta, stabilire un menu e dare le opportune indicazioni sui regali, dopodiché, tutti si divertono e mangiano moltissimo, mentre io invoco la fine del mondo per poter finalmente, forse, riposare un po'.

Una cosa in cui non sono affatto organizzata sono le gite fuori porta in giornata. Puntualmente, pur avendo lo zaino super accessoriato che va tanto di moda tra le mamme, mi dimentico qualcosa, qualcosa di vitale importanza però, come fazzoletti, salviette, un cambio o la borraccia con l'acqua.

Non lo faccio apposta: ho la testa così piena di liste di cose da fare che è inevitabile perdere qualche pezzo qua e là e mio marito, abituato al fatto che solitamente penso a tutto, non fa un opportuno check prima di uscire di casa, salvo poi innervosirsi quando scopre che manca qualcosa.

I picnic nella natura, che io adoro, diventano immediatamente scenario di uno scontro a fuoco tra me e lui, perché nella borsa ho messo solo tre o quattro tovaglioli e invece «Dovevi metterci tutto il pacco!».

Ormai, quella della gita-con-sfuriata è diventata una tradizione di famiglia, e chi sono io per cambiare una tradizione?

La condivisione del carico mentale è un tema forte, che tocca tutte e tutti, a seconda del carattere e delle inclinazioni di ciascuno di noi.

Da bambina, ero una di quelle che fanno i compiti appena tornate a casa da scuola per poter poi giocare senza pensieri, per questo sono preda facile di chi delega volentieri tutta l'organizzazione di una famiglia, perché mi sento più tranquilla quando so che tutto è sotto il mio controllo e che non mi sono persa nessun impegno.

Spero di migliorare in questo aspetto, affinché Jacopo non sia un giorno un uomo che si aspetta che la sua compagna pensi a tutto quanto e Bianca non pensi di doversi far carico di tutto, se mai desidererà mettere su famiglia.

D come Dormire

Quando ero incinta di Jacopo, mi dicevano: «Dormi adesso, finché puoi!» come se le ore di sonno si potessero accumulare in anticipo.

Non pensavo che il sonno sarebbe stato tanto compromesso, ma è andata proprio così: Jacopo si svegliava innumerevoli volte, dormiva solo appiccicato a me e aveva bisogno di poppare continuamente per riuscire a rilassarsi e a prendere sonno.

Non ero abituata a svegliarmi così tante volte a notte, ho imparato a riaddormentarmi con lui attaccato, anche se la posizione sul fianco diventava scomoda dopo qualche ora, ma sapevo che se mi fossi girata, lui si sarebbe svegliato all'istante e avrei dovuto ricominciare tutto daccapo.

Poi ci sono le famigerate regressioni del sonno (che gli esperti chiamano "progressioni", ma io mi ostino a chiamare con il loro vero nome, dato che in quelle fasi regredivo verso qualche stato vegetale).

Il primo anno, tra la regressione del quarto, sesto, nono e dodicesimo mese, non si dorme mai. Ogni regressione può durare dalle due alle sei settimane e possono essere anticipate o se ne possono aggiungere altre in caso di malattia, dentini e cambiamenti.

La regressione del quarto mese di Jacopo la ricordo come uno dei periodi più bui della mia vita: eravamo in pieno lockdown, lui si svegliava tantissime volte a notte e iniziava a parlottare perché voleva giocare. Alle quattro del mattino, presa dalla disperazione, decidevo di accendere l'abat jour e assecondarlo, per poi crollare entrambi verso le sei.

I pisolini del pomeriggio erano tutti a contatto, mi piazzavo sul divano con lui in braccio e spesso dormivamo entrambi, oppure lo mettevo in fascia e camminavo intorno a casa per distrarmi un po'.

Desideravo tanto poter avere qualche notte di sonno, sentirmi finalmente riposata al mattino, avere la possibilità di pensare lucidamente.

Ai molti che mi chiedevano: «È bravo, ti dorme?» spesso rispondevo di sì, perché altrimenti mi sarei sorbita una filippica sul fatto che sicuramente era colpa mia, senza contare i riferimenti a presunti altri bambini conosciuti che avevano sempre dormito da soli e tutta la notte.

Ci sono madri che provano un piacere perverso a sbattere in faccia alle loro simili il dono di un figlio che dorme tutta la notte nella sua culla senza fare un fiato: la prima volta che Jacopo ha dormito più di due ore consecutive ero convinta che fosse morto.

Il sonno di Jacopo è stato agitato e frammentato per due anni e, quando sembrava che stessimo trovando una quadra con uno o massimo due risvegli, subito sedati tenendogli semplicemente la mano, sono iniziate le malattie.

Ho spostato Jacopo in camera sua ai suoi tre anni: ormai dormiva tutta la notte, in più ero incinta e non volevo che collegasse la nascita di sua sorella al fatto che venisse spostato a dormire da solo, quindi ho anticipato i tempi.

Le cose sono andate bene, qualche volta chiamava me o suo padre, ma bastava raggiungerlo e rassicurarlo perché tornasse a dormire.

La nascita di Bianca mi ha riportata a quel periodo di stanchezza estrema, disperazione e notti lunghissime.

Anche lei, come Jacopo, è dotata di un sofisticato sensore che capta i miei movimenti e fa sì che si svegli ogni volta che anche solo penso di andare in bagno durante la notte.

In più, a due settimane di vita, ha cominciato a soffrire di reflusso: poppava da sdraiata, poi le tornava su il latte e sentivo come una sorta di "ruminare" continuo, si svegliava, si riattaccava e ricominciava tutto di nuovo.

Mi avevano detto di tenerla diritta per permetterle di digerire meglio e di conseguenza dormire di più, peccato che questo comportasse che io restassi seduta sul letto tutta la notte, con svariati cuscini per sostenermi, senza chiudere occhio.

Era estate, ricordo che tenevo la finestra aperta e le tapparelle alzate per sentirmi un po' meno fuori dal mondo, guardavo la collina di fronte, le stelle, mi sentivo la persona più sola sulla faccia della terra.

Le notti sono lunghissime e la sensazione di solitudine ti schiaccia, a volte, per noia, scrollavo i social e vedevo che non c'erano altre persone online, ero l'unica a guardare i minuti e le ore che passavano senza poter chiudere occhio.

Quando non si dorme per così tanto tempo, è inevitabile essere più suscettibili, tristi, emotivi e io ero costantemente di pessimo umore, finché non ho trovato, insieme alla pediatra e poi a un gastroenterologo, la soluzione per il reflusso, e le cose sono andate meglio.

Ora posso permettermi di sdraiarmi a letto, ma non c'è verso: passiamo da un minimo di cinque-sei risvegli fino a dieci o venti risvegli a notte, alle volte guardo l'orologio pensando che sia già mattina e invece sono solo le undici e io non vedo l'ora di rivedere sorgere il sole per mettermi in movimento e sentirmi in una situazione più "normale".

A volte, allo spazio mamma, vedo altre mamme prendere i loro bambini addormentati in braccio e semplicemente appoggiarli sul tappeto a terra, mentre loro continuano imperterriti a dormire: pura fantascienza per me.

Ho potuto iniziare ad appoggiare Jacopo addormentato senza che si svegliasse solo dopo che aveva compiuto un anno, prima bastava che mi muovessi di un millimetro perché aprisse gli occhi e mi guardasse con sospetto.

Non parliamo di quei supereroi che calmano i loro figli semplicemente con lo swaddle: non ci siamo mai riusciti, pur avendo tentato tantissime volte.

Ci sono anche creature mitologiche che sono in grado di far addormentare i bambini in fascia o marsupio e fare il cosiddetto "scarico perfetto", ossia scaricarli ancora addormentati sul letto.

Qualcuno ha cercato di consolarmi dicendomi che i cuccioli fanno così perché istintivamente cercano di tenere vicino la mamma per sopravvivere agli eventuali predatori, perché loro non sanno di essere al sicuro in un condominio e non nella giungla, ma la verità è che per sentirsi meglio non basta conoscere la famosa fisiologia del sonno, ma riuscire a riposare bene, il che richiede anche una certa dose di fortuna.

La frase "i risvegli sono fisiologici" mi fa letteralmente saltare i nervi, perché si mette ancora una volta al centro del discorso il funzionamento del bambino, senza tenere conto del fatto che un genitore, per poter funzionare a sua volta, ha bisogno di riposare.

Eppure, si dà per scontato che i genitori, in particolare le madri, possano sopravvivere alla mancanza di sonno e, anzi, che siano fatte apposta per superare qualunque difficoltà in condizioni estreme.

Alla nascita di Jacopo, dopo trenta ore di travaglio e un cesareo di urgenza, avevo ovviamente bisogno di dormire un po'. Ciononostante, dopo le otto di sera terminava l'orario di visita e non avevo più nessuno che potesse stare lì con me ad aiutarmi. Volevo appoggiare Jacopo nella sua culla, ma sapevo che se avesse pianto avrei dovuto alzarmi con un dolore fortissimo alla cicatrice e tirarlo su per allattarlo. Ho chiesto all'infermiera se avrei potuto chiamarla per aiutarmi con il bambino e la sua risposta è stata di tenerlo a letto con me e allattarlo da sdraiata. Io non volevo dargli questa abitudine, ma lei mi ha risposto che si trattava dei bisogni del bambino e questi andavano assecondati, in barba alla SIDS e al mio bisogno di riprendermi fisicamente dopo trenta ore di dolore e insonnia.

Ci è dovuto letteralmente scappare il morto perché negli ospedali iniziassero ad accettare una persona accanto alla madre per ventiquattr'ore, con un ritardo che trovo ingiusto e inaccettabile.

Addirittura, quando Jacopo venne ricoverato in ospedale a due mesi per la bronchiolite, per l'accompagnatore era prevista al massimo una poltroncina reclinabile vicino al letto, che si trattasse di un ricovero di pochi giorni come di settimane.

Io ero lì con lui, stremata e preoccupata, dovevo occuparmene e allattarlo senza la possibilità di riposare decentemente e lui dormiva solo a contatto, avevo addirittura paura che mi cadesse dalle braccia tenendolo in poltrona con me.

Ho deciso, dunque, di strizzarmi in quel lettino da bambini e allattarlo come a casa da sdraiata, ma ogni tanto un'infermiera entrando mi rimproverava duramente, perché il lettino era per il bambino: peccato che fosse l'unico modo per riuscire a riposare entrambi.

Da qualche tempo il web pullula di esperti ed esperte che si occupano di sonno infantile. Alcune, come la professionista meravigliosa che ho contattato dopo la nascita di Bianca, danno effettivamente dei consigli sensati e offrono molta reperibilità con prezzi decisamente abbordabili, e fin qui tutto bene.

Altre, invece, lucrano vergognosamente sulla disperazione di genitori stremati, promettendo soluzioni miracolose e preconfezionate, illustrando metodi che, se non funzionano, è sicuramente colpa tua e chiedendo cifre davvero folli.

Molte sono laureate all'università della vita, ma promettono notti perfette per tutta la famiglia, tanto che qualcuno, suo malgrado, ci casca.

Il poco sonno toglie obiettività e razionalità e si farebbe qualsiasi cosa per risolvere la situazione e tornare a un ritmo normale, ma le ricette magiche non esistono.

Alcune, invece, insistono con il dire che la deprivazione di sonno è qualcosa di assolutamente normale e fa parte del pacchetto-sacrificio che ogni madre deve accettare, o meglio, subire. I cuccioli hanno bisogno di contatto, calore, allattamento, presenza e di dormire nel lettone per tutta la vita perché farebbe parte della natura umana ricercare la presenza di qualcuno per lasciarsi andare al sonno.

Nei gruppi Facebook sulla presunta "genitorialità naturale" si parla di queste tematiche in modo assolutamente estremo, con racconti di figli che non si schiodano più dal lettone, aspri rimproveri alle madri che desiderano spostarli in cameretta e assurdi paragoni tra il sonno condiviso con i figli e con il partner.

I papà, poi, sono spesso "sfrattati" in altri letti o altre stanze su consiglio delle admin del gruppo, in una prospettiva che ancora una volta mette i bambini al centro, ma a discapito di tutto il resto.

Fino alla nascita di Bianca, non sapevo nulla di pisolini, finestre di veglia e igiene del sonno e, sicuramente, informarmi con fonti attendibili e dare un minimo di prevedibilità e regolarità alle nostre giornate, ci ha aiutati tutti. Per sopravvivere e per non dovermi alzare milioni di volte, la tengo con me nel lettone, sapendo che prima o poi il suo sonno cambierà e riuscirò a spostarla nel suo letto e, infine, in cameretta.

Le nefaste previsioni di amici e parenti sul fatto che Jacopo fosse troppo mammone e non si sarebbe mai staccato da me si sono rivelate false: quando è stato pronto, ovviamente con il nostro supporto e stimolato da noi, si è gradualmente reso autonomo e ha raggiunto le sue piccole conquiste.

In fondo, educare i nostri figli significa proprio prepararli al momento in cui non avranno più bisogno di noi. E noi potremo finalmente tornare a dormire in pace!

E come Esperti

Quando è nato Jacopo, ho iniziato a stare più tempo sui social per seguire pagine e professionisti che mi spiegassero meglio come funzionava mio figlio.

Non pensavo che ci fosse un mondo così vasto sul web attorno al tema della genitorialità, ma più tempo passavo scrollando Instagram più mi accorgevo che non sapevo davvero nulla su come si fa la mamma.

Iniziavo a dubitare delle mie capacità, del mio intuito e del mio buon senso, perché c'era sempre qualche esperto pronto a dire la sua su qualsiasi tema, a trovare in me un problema e a promettermi la sua risoluzione se avessi acquistato un corso dedicato.

Tra videolezioni, webinar, ebook e consulenze online, ci sono professionisti che si sono costruiti il proprio impero personale: qualcuno è realmente competente e ha i titoli di studio necessari per poterlo fare, qualcun altro lucra vergognosamente sulle ansie dei genitori vendendo fuffa e spacciandola per oro colato.

Credo che questo avvenga perché, nella società di oggi, cresciamo i figli da soli. È venuta meno la dimensione del villaggio, del buon vicinato, della famiglia allargata in cui persone più grandi ed esperte ci potevano aiutare trasmettendoci il loro sapere. Non vediamo più crescere dei bambini sotto i nostri occhi, imitando le azioni di altri che se ne prendono cura, siamo isolati, in preda al panico e facili vittime di strategie di marketing.

Studiando il web, mi sono imbattuta in corsi di ogni genere: corsi sui capricci, sullo svezzamento, sullo spannolinamento, sui giochi montessoriani; corsi su come scegliere il nido di infanzia, i migliori albi illustrati (non siamo neanche più in grado di fare acquisti in libreria), su come organizzare la stanza dei giochi. Ci sono esperti che offrono soluzioni a qualsiasi problema, facendo balletti ed espressioni accattivanti e promettendo di svoltarti la vita.

La mia categoria, quella dei pedagogisti, è molto sfaccettata: ci sono colleghe e colleghi onesti e aperti, altri decisamente giudicanti nelle modalità comunicative.
Un tema che va molto in voga è quello della disciplina dolce, che ha tante potenzialità purché applicata in modo sensato e senza inutili dogmatismi o estremismi.
Purtroppo, ci sono esperti che si riempiono la bocca di parole come rispetto e gentilezza, per poi rivolgersi ai genitori in modo tutt'altro che rispettoso e gentile
Colpevolizzare noi genitori, farci sentire inadeguati, imporre divieti e parlare di "errori gravissimi" non penso possa permetterci di migliorare, ma sicuramente vende.
Alcuni usano direttamente i propri figli per mostrare le loro tecniche educative infallibili e monetizzare, cosa che non trovo giusta nei confronti dei bambini stessi, che non sanno di essere ripresi in un momento di difficoltà e non possono di conseguenza regolare il proprio comportamento, a differenza dell'adulto in questione che agisce sapendo perfettamente di essere di fronte a migliaia di follower.

Personalmente, nella mia doppia maternità, ho potuto beneficiare di poche figure, ma sicuramente molto utili.
Ho avuto la possibilità di essere seguita da una consulente del portare e dell'allattamento, professionista che ha il

compito di indagare anche possibili situazioni patologiche, oltre a preservare la fisiologia della nutrizione.

Ho anche avuto al mio fianco una consulente del sonno: ero piuttosto scettica all'inizio, ma mi ha davvero insegnato molto su come funziona il sonno dei bambini.

Ho portato entrambi i miei figli dall'osteopata e ci sono stata io stessa, traendone beneficio.

Per le problematiche inerenti alla salute, ci rivolgiamo alla nostra pediatra, per le matasse emotive da sbrogliare, a due bravissime psicomotriciste.

È bello sapere di non essere soli in questo viaggio, ma poter condividerne alcuni aspetti con persone preparate che si prendono davvero a cuore le situazioni che portiamo alla loro attenzione.

Non penso che gli esperti di genitorialità siano da demonizzare in quanto tali, ma che sia necessario prestare molta attenzione a come comunicano e a cosa cercano di venderci.

Se qualcuno vuole convincerci che esiste una soluzione preconfezionata a qualsiasi problema, ad esempio, sappiamo già che possiamo scappare a gambe levate, perché ogni caso è a sé e non si può pretendere di trovare una soluzione che vada bene per tutti.

Gli estremismi, poi, ho sempre cercato di evitarli, anche se capisco che sia facile restarci intrappolati.

Ad esempio, quando è nato Jacopo, ero circondata da persone che mi stressavano per il fatto che lo tenevo sempre in braccio, che dormivo con lui e lo allattavo a richiesta. Non capendo che era l'unico modo per sopravvivere e non sentirlo piangere per ore, volevano convincermi che lo stavo viziando e che lui era un furbetto manipolatore. Non sapendo più come rispondere a queste persone, ho iniziato a cercare qualche informazione su sonno e allattamento, e ho trovato tantissimi esperti che parlavano dell'importanza di condividere il letto con i figli, di tenerli addosso e assecondarne tutti i bisogni, anche a discapito dei propri.

Queste teorie mi hanno in parte aiutata a non sentirmi completamente un fallimento come madre e a trovare qualche risposta brillante da dare alle provocazioni di amici e parenti impiccioni.

Le stesse teorie, però, possono anche diventare una gabbia per quelle madri stremate che desiderano solo una notte di sonno, che non sempre si sentono pronte e disponibili nei confronti dei loro bambini, che qualche volta sono esauste e non tollerano più il contatto fisico continuo con loro.

Parlando di educazione dei figli, ci sono tantissimi esperti sul web che parlano dell'importanza di non urlare, di non usare i "no", di stare accanto ai nostri bambini quando hanno crisi di rabbia e spiegare con calma cosa sta accadendo.

Molte di queste indicazioni, per quanto potenzialmente valide, non tengono conto della quotidianità di ciascuno di noi. Siamo tutti d'accordo sul fatto che il rispetto è alla base di ogni relazione con le persone, anche e soprattutto con le persone piccole. E siamo tutti d'accordo sul fatto che sarebbe meglio non urlare con i nostri figli, non ricorrere alle minacce o ai ricatti, non paragonarli ad altri o sminuire le loro emozioni.

Ma ci sono momenti, nelle nostre caotiche e confuse vite, in cui semplicemente non c'è il tempo di stabilire quella connessione profonda con il duenne che urla al supermercato o ci scappa in un parcheggio.

Ci sono momenti in cui sta piovendo, è inverno, bisogna salire in macchina, il neonato sul seggiolino piange e l'altro figlio salta nelle pozzanghere: non è un meraviglioso ribelle, ma un potenziale ammalato di polmonite.

In alcuni gruppi, poi, ci sono persone senza alcun titolo o professionalità che impongono al prossimo la loro visione su come si crescono i figli.

Sono persone così tolleranti e rispettose da sminuire qualunque vissuto che metta in discussione le loro idee talebane e da bannare chi osa contraddirle.

Nei gruppi sull'allattamento e sulla disciplina dolce, si legge davvero di tutto, al punto che viene da chiedersi quanto labile sia il confine tra gentilezza e negligenza.

Anche chiedere al proprio figlio di lavarsi, prendere una medicina, indossare una felpa o andare a scuola diventa violenza: i bambini sono competenti, si autoregolano, decidono loro cosa è meglio, quando smettere di poppare e se andare a scuola vestiti da Batman anche se ci sono quaranta gradi all'ombra.

Si legge di genitori stremati, di coppie al limite del collasso, di maestre che riferiscono comportamenti preoccupanti, ma tutto questo viene messo a tacere e ricondotto all'importanza di crescere i bambini nella libertà e nella gioia.

Questi bambini sono competenti solo quando fa comodo alle admin per avvalorare le loro idee, ma quando picchiano, offendono o rompono oggetti sono semplicemente "cuccioli indifesi in balia delle loro emozioni". Queste persone non dovevano gestire pagine e gruppi social, ma decisamente intraprendere una carriera legale negli Stati Uniti.

Esiste poi una sorta di dogma che riguarda il famigerato *tummy time*. Mettere i neonati a pancia in giù, da qualche anno, è diventato un diktat imprescindibile: il *tummy time* rafforza i muscoli del collo, facilita il gattonamento, stimola, migliora la coordinazione.

Tutto molto bello, se non fosse che, sempre con video e balletti, c'è chi parla delle irreparabili conseguenze per i vostri bambini nel caso in cui non vengano messi in quella posizione, e chi spiega per quanti minuti debbano starci per diventare più intelligenti.

Il mio primo figlio, Jacopo, odiava il *tummy time*: piangeva talmente forte che sembrava lo stessi squartando, per questo ho rinunciato all'impresa rassegnandomi a crescere un ritardato che avrebbe camminato forse in età scolare.

In realtà, contro ogni nefasta previsione, Jacopo a sette mesi strisciava sulla pancia e a otto gattonava per casa, con mia grande soddisfazione e divertimento.

Bianca, invece, ha amato quasi da subito la posizione a pancia in giù ma, essendo reflussante, diventava una meravigliosa fontana di vomito a getto, per cui ho aspettato che la situazione rigurgiti rientrasse per poi riprovare.

Lei ha iniziato a strisciare a quattro mesi e mezzo e a gattonare a sei: sarà perché è femmina, perché è una seconda figlia o per merito del mitico *tummy time*? Non lo sapremo mai, ma che senso ha mettere ansie ai poveri neo genitori?

Che dire poi di tutti quei profili in cui si parla fino alla nausea dei giochi di legno, delle camere bianche e beige, dei colori neutri e del gioco destrutturato? Tutto molto bello, ma vi assicuro che, nonostante queste meravigliose scelte estetiche, un giorno i vostri figli avranno quattro anni, vorranno le scarpe con le luci e la pista plasticosa delle Hot Wheels e tutti quei poveri alberi saranno stati tagliati invano.

Mio figlio, a cinque mesi, vestiva di colori naturali e meravigliose fantasie ad animaletti del bosco e barchette e ora sembra il testimonial della Marvel, predilige le tinte fluorescenti e i giochi che fanno luci, rumori e suoni molesti.

La mia personale strategia per capire se la persona che seguo su Instagram vale il mio tempo e la mia attenzione si basa principalmente sul mio sentire: se leggere i suoi post o ascoltare i suoi podcast mi mette ansia, sensi di colpa o di inadeguatezza, se mi sento a disagio o una fallita, smetto subito di seguire quei contenuti.

Certo che, come genitori, dobbiamo metterci in discussione continuamente, analizzare noi stessi e il nostro modo di parlare e di educare i figli, ma senza farci necessariamente del male.
Per essere gentili con gli altri è fondamentale essere prima di tutto gentili con noi stessi, ed è un bellissimo insegnamento da trasmettere ai nostri bambini.

F come Forma fisica

Attenzione: in questo capitolo parlerò di cibo, di corpo, di cambiamenti di peso e di alimentazione. Se per te questi temi sono sensibili, ti consiglio di passare direttamente al capitolo successivo.

Quando rimani incinta, il tuo corpo diventa immediatamente oggetto di attenzioni e commenti di ogni genere.
Ci sono i complimenti, che possono essere più o meno graditi (e sempre di commenti sull'aspetto si tratta) su quanto sei radiosa, splendente e meravigliosa.
Ci sono però anche i giudizi sul corpo e sul peso e quelli possono dare fastidio o, addirittura, come nel mio caso, ferire.

Vengo da una famiglia in cui, almeno nella parte femminile, la cultura della dieta si è imposta prepotentemente. L'equazione "magro = bello" è sempre stata implicita, ma a tutte noi piace molto mangiare, per questo ricordo periodi di grandi bagordi alternati a periodi di diete ferree e così è stata la mia vita fino a poco tempo fa, prendendo e perdendo ogni volta dieci kg o giù di lì, tra sensi di colpa e non accettazione di me stessa.

Per entrare nel vestito da sposa avevo fatto una dieta super restrittiva e dissociata (nel senso che ogni tanto mi dissociavo) e, dopo mesi e mesi di privazioni, una volta rimasta incinta di Jacopo, mi sono lasciata andare.

Ero spesso sola in casa, sul divano a guardare serie tv e a piluccare qua e là dolcetti, gelati, merendine e patatine.

Avevo una fame prepotente, fortissima, impossibile da ignorare e ingrassavo a dismisura, sottoponendomi a ogni visita all'occhiataccia dell'ostetrica quando salivo sulla bilancia.

Vedevo il mio corpo espandersi da ogni parte, la pancia molto grande già al quinto mese, il peso che aumentava senza controllo, al punto che ho dovuto fare la curva glicemica perché si pensava avessi il diabete.

A nulla servivano le passeggiate di salute ogni sera o i tentativi di "stare attenta": più mi imponevo di mangiare sano, più mi veniva voglia di tutti i miei piatti preferiti.

Ovviamente attorno a me le cosiddette "amiche" facevano osservazioni su questo fatto, ricordandomi quanto fossi in forma ai tempi del matrimonio, come se non avessi avuto le foto ricordo e uno specchio. Qualcuno, più sfacciatamente, mi chiedeva direttamente quanti kg avessi preso e mia madre mi ricordava di non ingrassare troppo.

Sono arrivata al parto con trenta kg in più rispetto al mio peso forma, ne ho persi dieci tra liquidi, bambino e placenta, ma gli altri venti ci hanno messo due anni ad andarsene, complice il Covid e un brutto virus intestinale.

Quando poi sono tornata al mio peso di prima della gravidanza, quanti complimenti! Tutti a prodigarsi in «Che brava!» o a chiedermi cosa avessi fatto per tornare in forma. La realtà era che ero stata male fisicamente ed ero stata molto stressata, in più mi dispiaceva essere giudicata positivamente solo per aver perso peso. Se non lo avessi fatto, sarei stata meno brava?

Dopo quell'estate in cui avevo ritrovato la forma di un tempo, sono rimasta incinta di nuovo e questa volta ero determinata a non perdere il controllo della situazione.

Avevo deciso di volermi bene, mangiare sano e non privarmi di nulla, così ho contattato una nutrizionista trovata su Instagram, di cui avevo già letto il libro, e ho iniziato un bellissimo percorso con lei. Questa volta non avevo modo di stare ore su un divano, lavoravo, avevo Jacopo a cui badare e tantissime altre cose da fare, camminavo tutti i giorni, andavo in piscina e avevo un'alimentazione equilibrata.

L'ostetrica inizialmente era stata molto attenta al mio peso, perché quei trenta kg della volta precedente erano come una spia luminosa nel mio fascicolo sanitario, ma vedendo che stavo attenta e prendevo peso in modo lento e regolare, si è rilassata quasi subito.

Nonostante tutte le mie accortezze, accompagnate da un lavoro interiore sul mio rapporto con cibo e corpo, le persone attorno a me continuavano a rompermi l'anima con i commenti più vari.

Una collega in particolare ci teneva a fare osservazioni sulla grandezza della mia pancia e sul mio "culone", da cui aveva dedotto che sicuramente aspettavo una femmina.

Mi ricordava di indossare una panciera dopo il parto e di ritornare in forma quanto prima e non importava che le rispondessi ogni volta in modo più acido, la sua era una missione.

Alla mensa aziendale o al bar c'era sempre qualcuno che notava cosa avessi nel piatto e che mi diceva che era troppo o troppo poco, senza contare altre battute e riferimenti al fatto che fossi enorme.

In realtà ho preso circa venti kg, che ho perso nel giro di tre mesi mantenendo un'alimentazione normale e senza troppe rigidità (anche perché, se decido di privarmi di qualcosa, mi viene subito voglia di mangiarla fino alla nausea).

A oggi, non ho completamente accettato il mio corpo post parto, c'è sempre qualcosa che non mi convince, nonostante cerchi di decostruire la cultura della dieta che invade ogni aspetto della nostra vita.

Non è stato facile andare in spiaggia e mettermi in costume appena due mesi dopo il parto, era inevitabile sentirmi osservata e giudicata, finché avevo il pancione mi sentivo una specie di divinità, ora soltanto un malconcio guscio vuoto.

In ogni caso, durante la gravidanza, le dimensioni della pancia diventano oggetto di dibattito pubblico. Che tu abbia la pancia grande o piccola, alta o bassa, ci sarà sempre qualcuno che avrà da ridire. Ci sono domande sul numero di bambini effettivamente presenti lì dentro (ma sono due?) e supposizioni su quando partorirai, ci sono osservazioni malevole sulle pance piccole, che spesso sono fonte di apprensione per le neomamme tanto quanto le pance grandi Nei corsi preparto che ho frequentato, ho sentito spesso altre mamme, magari di corporatura minuta o semplicemente molto sportive, lamentarsi del fatto che tutti facevano commenti sul fatto che la pancia non si vedesse nemmeno, ma hanno partorito comunque bambini sanissimi. Era proprio necessario tormentarle fino a quel punto?

Un'altra cosa che accade durante la gravidanza è che la pancia diventa una sorta di feticcio che tutti, ma proprio tutti, devono assolutamente toccare.
Rimpiangevo il Covid e l'obbligo di mantenere un metro di distanza tra le persone (anche due, grazie) perché questo continuo violare i miei confini mi metteva terribilmente a disagio.
Tutti lì ad accarezzarmi il pancione, neanche fossi un grosso Labrador.

Le persone anziane, invece, sono solite provare a indovinare il sesso del nascituro sulla base di strane prove empiriche tramandate negli anni, come osservare la mamma in viso (se "è più bella" aspetta sicuramente un maschio, se "è più brutta" una femmina) o la forma del pancione (a punta? Maschio! Larga e rotonda? Femmina!).

Un'altra cosa che le nonne adorano fare è prevedere la quantità di latte che potrai produrre in base alla taglia del tuo reggiseno, perché si sa che con una prima scarsa il povero bambino non potrà fare mai veri e propri pasti, al massimo qualche degustazione.

Dopodiché, non fai in tempo a partorire che l'internet ti bombarda di messaggi altamente tossici sul fatto di dover necessariamente tornare "come prima", non importa che un altro corpo sia letteralmente uscito dal tuo, le tue nuove forme più rilassate non vanno bene, quindi eccoti la soluzione: beveroni, diete, esercizi e chi più ne ha più ne metta, come se la priorità fosse dimagrire prima di subito e non sopravvivere alla nuova vita con un neonato.

Dopo entrambi i miei parti, sono arrivata a casa con passo malfermo, la pancia gonfia e morbida, le mutande di rete e il pannolone, i punti, le tette doloranti, una gran voglia di piangere e un fortissimo bisogno di dormire e, secondo questi personaggi, avrei dovuto preoccuparmi di tornare in forma al più presto, quando l'ostacolo insormontabile del momento era riuscire a fare la cacca.

Ogni tanto mi imbatto nei profili di quelle simpatiche venditrici di integratori che mostrano foto impietose di persone prima e dopo il loro "programma" e, senza alcun titolo di studio, ti promettono di rimetterti in forma senza sforzo, mostrando con orgoglio di essere riuscite a rientrare nei jeans di prima della gravidanza.

Certo, da queste figure non mi aspetto in realtà nulla di diverso, ma ho notato negli anni che anche gli operatori sanitari hanno un rapporto un po' complesso con il tema del peso corporeo.

Capisco che un'ostetrica o una ginecologa del consultorio abbia poco tempo e risorse per prestare attenzione a ogni parola che dicono alle pazienti, ma provare a capire il rapporto che ognuna di noi ha con questi temi sarebbe doveroso, perché prima di fare commenti sui kg presi, sarebbe opportuno verificare che non venga toccato qualche nervo pericolosamente scoperto.

Non apprezzo particolarmente quei messaggi fintamente body positive che intimano a tutte noi di accettarci e piacerci così come siamo, perché diventa l'ennesimo imperativo, l'ennesima prova da superare. Ok, hai fallito la prova costume, ma almeno la prova dell'auto accettazione devi superarla per forza, o avrai interiorizzato la grassofobia diventando tossica quanto i commenti che tanto ti colpiscono.
Penso, invece, che sia lecito guardarsi e non riconoscersi, almeno non subito, entrare in conflitto con certe parti di noi stesse e desiderarci diverse, penso sia giusto rivendicare il disagio che a volte proviamo davanti allo specchio durante e dopo la gravidanza, senza però usare questo disagio per colpire altre donne.
Credo anche che possiamo educare gli altri con gentilezza e fermezza a usare un linguaggio più rispettoso nei confronti dei corpi e a non commentare il nostro aspetto o il nostro peso.
Solo in questo modo potremo stabilire confini sani, diffondere buone pratiche e insegnare ai nostri figli a fare lo stesso.

G come Gravidanza

Attenzione: in questo capitolo parlerò, tra le altre cose, di aborto spontaneo. Se questo tema ti spaventa o ti tocca in modo particolare, ti consiglio di passare direttamente al capitolo successivo.

Quando io e mio marito abbiamo deciso di avere un figlio, non pensavo sarebbe accaduto così presto. Ero quasi spaventata al pensiero che, appena sposati e conviventi, avessimo già questa grande sfida da affrontare insieme e che stesse accadendo tutto molto in fretta, ma ero comunque felice della mia gravidanza, tanto più che fisicamente mi sentivo bene, quindi la vivevo in modo leggero e spensierato, senza nemmeno avere paura che qualcosa potesse andare storto.
Invece, un pomeriggio, ho iniziato ad avere delle perdite e mi sono allarmata: mi sono recata subito al pronto soccorso, dove ho sentito quelle parole che ogni donna teme di più: «Signora, qui non c'è battito». Avrei dovuto essere di nove settimane, ma la gravidanza si era fermata da sola a cinque e in modo silente, subdolo. Credevo che stesse andando tutto bene, invece quel piccolo cuore aveva smesso di battere senza che nemmeno me ne accorgessi.
Mi sono sottoposta volontariamente a un raschiamento per mettere fine a quell'esperienza il più presto possibile, ma il dolore di aver perso quel nostro primo, prezioso bambino è rimasto per mesi.

Ci eravamo appena sposati, quindi chi ci conosceva non faceva altro che chiederci cosa stessimo aspettando ad avere un bambino, domande che a me spezzavano il cuore ogni volta.

Mi sentivo come se il mio corpo mi avesse tradita, come se io non fossi in grado di fare la cosa più naturale del mondo, sostenere una vita dentro di me, mentre tutte le ragazze che conoscevo sembravano riuscirci senza nessuno sforzo.

Piangevo molto, mi sentivo fragile e triste, continuavo a rivivere tutti i momenti di quelle settimane e mio marito cercava di consolarmi come poteva, ma senza grandi successi.

Abbiamo ricominciato a provare ad avere un figlio appena possibile, ma per quanto cercassi di fare tutti i calcoli possibili e immaginabili per individuare i giorni fertili, sembrava che rimanere incinta fosse la cosa più difficile del mondo.

Quando non desideri una gravidanza, sembra che sia assai probabile che questa arrivi in modo inaspettato, quindi bisogna prendere infinite precauzioni; quando invece la cerchi, ecco che riuscirci diventa impossibile.

Ogni mese speravo in un ritardo del ciclo, qualche volta effettivamente è successo che abbia tardato un giorno o due, giusto per illudermi, ma di solito spaccava il secondo, puntuale come un orologio svizzero.

Dopo sei mesi di tentativi, ho pensato di smettere di provarci e di intestardirmi, ho deciso di rilassarmi e iniziare a godermi la vita, il tempo libero dopo il lavoro, di occuparmi di me stessa e fare un po' di shopping.

Ho accettato un nuovo incarico lavorativo a tempo pieno, iniziato il tirocinio per l'università e la stesura della tesi sperimentale, mi sono concentrata solo ed esclusivamente su di me.

Poi mi è venuta una brutta influenza che mi ha costretta in casa per qualche giorno, lì mi sono accorta di avere un ritardo, ma ho pensato fosse per il malanno, quindi ho fatto il test di gravidanza giusto per togliermi il dubbio e sapere quali farmaci assumere.
Il test era positivo.

Incredulità, gioia, entusiasmo, paura: ho provato tutte queste emozioni insieme mentre telefonavo prima a mio marito, poi a mio papà e alla dottoressa.
Quella sera siamo usciti a festeggiare mangiando una pizza gourmet vicino casa, ma ricordo che alla gioia quasi subito si è aggiunta la paura: e se avessi avuto un altro aborto?
Continuavo a leggere dati allarmanti sui vari forum, a fare attenzione a ogni minimo sintomo e a confrontarmi con le mie amiche che ci erano già passate.
Avevo fissato la prima ecografia a sette settimane e contavo i giorni che mancavano a quel momento, per avere la certezza che tutto stesse andando bene.
Avevo una nausea pazzesca, non tolleravo il sapore dell'acqua, avevo continuamente sonno e avversione per diversi odori, tutti segnali che mi rincuoravano tantissimo.

Il giorno dell'ecografia ho comunicato la gravidanza al lavoro: essendo educatrice in una comunità per minori, dovevo rimanere a casa da subito per mansione a rischio, ma in quel momento la mia coordinatrice mi ha detto che non mi avrebbero più rinnovato il contratto.
Mi è dispiaciuto molto, ma era come se fossi avvolta da un'aura di felicità: la gravidanza stava procedendo e contava solo la nuova famiglia che stavamo costruendo insieme.
Non ho comunicato la gravidanza a nessuno, eccetto ai parenti stretti, fino all'ecografia del terzo mese, quella "decisiva".

Quella mattina ho vomitato per l'ansia e il nervosismo, arrivati all'ambulatorio, fortunatamente, abbiamo trovato una dottoressa molto gentile che ci ha messo subito a nostro agio. Ero talmente spaventata che mi rifiutai di guardare lo schermo, guardando solo il viso di mio marito e, quando l'ho visto illuminarsi in un sorriso, ho capito che il nostro bambino c'era e stava bene.
È stato davvero emozionante vederlo sgambettare e fare capriole, le sembianze già quelle di un vero bambino e non più di una specie di fagiolo.

Da quel giorno ho iniziato a sentirmi davvero incinta: potevo condividere la gioia con tutti, mostrare la pancia che cresceva e godermi tutte le attenzioni che mi venivano riservate.
Mia madre era talmente felice che passavamo ore a parlare solo del bambino, di quello che avremmo fatto insieme, di come lo avrei vestito, a immaginare giochi e momenti in famiglia.
Mi sono laureata con il pancione, il giorno prima dell'ecografia morfologica: quel giorno avevo sì voglia di festeggiare, ma mi premeva molto di più sapere come stava il mio bambino rispetto a come sarebbe stata valutata la tesi, le mie priorità erano improvvisamente cambiate.

Quando abbiamo scoperto che aspettavo un maschio, mio marito ha fatto letteralmente i salti di gioia: si sarebbe chiamato Jacopo.
Parlavo a Jacopo nella pancia, gli facevo ascoltare la musica e gli leggevo dei libri, era ormai una presenza che si faceva sempre più spazio dentro di me e nelle mie giornate.

Quella gravidanza, oltre alla gioia incontenibile, ha portato con sé anche numerosi acciacchi: avevo un disturbo chiamato scialorrea, ossia producevo imbarazzanti quantità di saliva che mi davano fortissime nausee; avevo mal di schiena, tunnel carpale, dolori alle costole e acidità di stomaco; durante l'estate spesso mi sentivo svenire e, verso la fine della gravidanza, i piedi erano così gonfi che ero costretta a indossare le ciabatte anche in pieno inverno, in più avevo due nuove cosce lardose che sfregavano tra di loro creandomi fastidiose irritazioni, per cui indossavo sempre dei mutandoni da nonna sotto i vestiti.

Mi trascinavo per casa come un goffo lamantino, spesso di cattivo umore per la mia stazza, con tutti i dolori del caso, ma nonostante questo, ricordo quei mesi come un periodo molto rilassante in cui ho potuto davvero fermarmi e vivere ciò che mi stava accadendo, leggere libri, fare passeggiate e guardare tantissima televisione.

La mia seconda gravidanza è arrivata dopo tre anni.

Abbiamo iniziato a provarci in estate, ma sapevo già che non sarebbe stato così semplice, vista l'esperienza della prima volta.

Quando poi ho avuto qualche giorno di ritardo, ho fatto un test, ma il risultato era piuttosto sbiadito.

Dopo qualche altro giorno ho fatto le beta, erano bassissime e ho capito che quella gravidanza era finita ancora prima di cominciare, infatti, poche ore dopo ne ho avuto la piena conferma.

Ci sono rimasta male, non lo nego: non avrei più voluto rivivere quell'esperienza, anche se ammetto che con un figlio sgambettante per casa è stato molto meno doloroso.

Il giorno di quel secondo aborto spontaneo sono andata a trovare una mia carissima amica che aveva partorito da poco, portandole cibo pronto e una torta: nonostante quello che mi era appena successo, avevo comunque voglia di condividere la gioia per quella nuova vita, di conoscere il suo cucciolo e portarle il mio sostegno.

Il mese dopo, puntuale, è arrivato il ciclo: ero in ospedale con mia mamma, ricoverata perché gravemente malata di cancro ormai al quarto stadio e ricordo di averle detto qualcosa del tipo: «Anche questa volta non è andata».

Dopo qualche giorno, però, mi sentivo strana e quelle perdite erano già terminate, mi sono detta che chissà, magari erano perdite da impianto.

Così ho fatto un test, di pomeriggio e sola in casa: era positivo.

Ho condiviso subito la notizia con mia mamma, ed è stata l'ultima cosa bella che ci ha unite, perché dopo sole due settimane lei ci avrebbe lasciato.

Ero felice di essere di nuovo incinta, sentivo che quella vita mi avrebbe salvata in qualche modo dal dolore in cui rischiavo di annegare mentre accompagnavo mia madre verso i suoi ultimi giorni.

È stata dura occuparmi contemporaneamente del suo funerale e delle prime visite in gravidanza, svuotare la sua casa di tutte le sue adorate cose e iniziare a riempire la mia di nuove cose per il bambino.

È stata una gravidanza dolce e amara insieme, la gioia e il dolore erano una cosa sola, cercavo di non lasciarmi andare allo sconforto per non far vivere al mio bambino quelle emozioni.

Pochi giorni prima di Natale, abbiamo fatto la traslucenza nucale, e andava tutto bene.

Quelle festività avrebbero potuto essere le più tristi di sempre, ma sono state belle per il solo fatto di poter annunciare la gravidanza e condividere la gioia con tutti.

Nel frattempo, combattevo con una terribile nausea, che ho sedato con i farmaci, e con una fortissima stanchezza, che dovevo mettere a tacere perché Jacopo, tre anni appena compiuti, aveva bisogno di me.

In più stavo lavorando, questa volta in un ufficio, per cui sentivo di non potermi mai davvero fermare a riflettere su ciò che mi stava accadendo, perché ero in una specie di frullatore e dovevo far quadrare tutto.

Anche le visite, gli esami del sangue e le ecografie erano ennesimi impegni da incastrare nelle mie giornate già frenetiche e non riuscivo a riposarmi o a entrare davvero in contatto con quella nuova vita.

Nel mio rapporto con Jacopo era già cambiato qualcosa, lui sapeva che sarebbe arrivata la sua sorellina, cercavo di fargli capire che sarebbe stata piccola e all'inizio non avrebbe fatto granché, ma non era semplice per lui capire che non avrebbe avuto immediatamente una compagna di giochi pronta all'uso.

Per me essere incinta, in ogni caso, non è un'esperienza così positiva: i cambiamenti del corpo non mi fanno stare tranquilla, gli acciacchi vari mi appesantiscono e non mi piace avere costantemente paura che qualcosa possa andare storto.

Durante la gravidanza di Bianca, poi, ho sofferto particolarmente per le attenzioni costanti dei vari operatori sanitari al mio aumento di peso, mi sono dovuta sottoporre nuovamente alla curva glicemica, bevendo quell'orrendo beverone stucchevole e facendo i vari prelievi.

Una cosa abbastanza assurda delle mie gravidanze è stato il fatto di diventare improvvisamente invisibile non appena mi mettevo in coda da qualche parte, che fosse la cassa del supermercato o l'ufficio postale: nessuno che mi facesse mai passare davanti.

Qualche volta era il cassiere che, mosso a pietà, mi faceva segno di andare avanti o chiedeva agli altri clienti di farmi passare, io ormai mi ero rassegnata a non chiedere, anzi, mi è successo che qualcuno mi chiedesse, incurante della pancia, di poter andare avanti perché aveva solo poche cose.

Una cosa bellissima della gravidanza, invece, è stata partecipare ai corsi di accompagnamento alla nascita e conoscere così altre mamme, con cui creare rapporti di amicizia che durano nel tempo.
Ai tempi di Jacopo, oltre al corso organizzato dall'ASL, frequentavo un altro corso che si teneva in piscina e lì ho conosciuto un bel gruppo di mamme con cui, per un po', ho continuato a uscire insieme ai bambini.
In questa seconda gravidanza, pur andando in piscina, non ho trovato lo stesso clima di gruppo del passato, ma ho conosciuto persone molto piacevoli al corso preparto del mio comune: per una volta è stato bello poter legare con altre mamme della zona, dal momento che vivo in un paesino piuttosto lontano da tutto.

Per quanto riguarda il supporto di Andrea, generalmente lui è uno che cerca di essere di aiuto, ma si è sempre rifiutato di fare cose come tagliarmi le unghie dei piedi e farmi massaggi alla schiena.
Portarlo agli incontri era un vero supplizio: faceva un sacco di storie perché non aveva voglia di venire, in alcuni casi si addormentava addirittura, anche se si è rivelato il più veloce nella gara di cambio pannolino tra papà.
Ho sempre guardato con ammirazione e un pizzico di invidia quei papà sul pezzo, che alzano sempre la mano durante i corsi e fanno domande intelligenti alle ostetriche, purtroppo, a me è toccato il tipo pragmatico/sonnolento, per cui ho smesso di coinvolgerlo in queste cose. Si è, però, prestato con molta presenza scenica ai vari servizi fotografici premaman, posando come un modello e permettendoci di avere bellissimi ricordi da sfogliare di tanto in tanto.

Le mie gravidanze non sono state quelle idilliache attese instagrammabili, con me che fluttuavo placida con il pancione, sempre vestita in modo impeccabile e assumendo pose aggraziate in una perfetta casa *boho chic*. Piuttosto, diventavo un concentrato di sguardi arcigni e cattivo umore, dispensando occhiatacce a chiunque provasse a toccarmi la pancia e zittendo con opportune risposte acide qualunque consiglio non richiesto sulle caviglie gonfie.

Mi avevano parlato dell'aria radiosa delle donne incinte, ma io in me vedevo solo ritenzione idrica, capelli unti e la fame di cinque boscaioli, oltre al fatto di avere improvvisamente le mani molli e far cadere qualunque cosa, facendo poi sforzi sovrumani per riuscire a raccoglierla.

Entrambe le volte ho desiderato ardentemente che arrivasse la fine, per poter stringere i miei bambini e saperli finalmente al sicuro, dato che non avevo piena fiducia nel mio corpo e nelle sue capacità.

La gravidanza per me è una montagna russa di emozioni, sconforto e gioia a fasi alterne.

I primi tre mesi sono terribili, perché si sta malissimo e ci sono ancora troppe probabilità che tutto possa finire da un momento all'altro, quindi, quelle dodici settimane sono eterne e piene di ansie.

Il secondo trimestre per me è sempre stato il più bello: la pancia si comincia a vedere, ma si è ancora abbastanza agili e scattanti, si sta meglio fisicamente e si hanno più energie.

L'ultimo trimestre è eterno come il primo: tutto si fa pesante, ingombrante, difficile e inizi a sudare in luoghi strani e sconosciuti; hai il fiatone anche solo durante una conversazione al telefono, che fa tanto maniaco anni Novanta, non riesci più ad allacciarti le scarpe e a dormire in nessuna posizione comoda.

Gli ultimi giorni prima del parto sono decisamente duri, Jacopo mi fece il grande favore di nascere con qualche giorno di anticipo, mentre con Bianca, avendo optato per il cesareo programmato, sapevo già in anticipo giorno e ora e questo mi ha permesso di non arrivare alla fine di luglio avendo la circonferenza di Saturno.

Comunque, portare a termine due gravidanze mi ha restituito un po' di fiducia in me stessa: guardo i miei due figli e penso che li ho fatti proprio io, che da quei due fagiolini pulsanti delle prime ecografie sono diventati due personcine decise e dal forte carattere e, per quanto ci siano stati momenti di difficoltà, penso a quei mesi con un pizzico di nostalgia: il mio pancione è stata la loro casa e il loro cuore ha battuto dentro di me insieme al mio e per me, in tutto ciò, c'è mistero e magia.

H come «Hai voluto la bicicletta?»

Quante di noi, almeno una volta nella vita, si sono sentite rivolgere questa domanda? Il fastidio che provo in questi casi è sconfinato, basti sapere che ho già contattato un avvocato penalista in caso venga condannata per qualche reato contro la persona.

Perché, quando diventiamo madri, non abbiamo più il diritto di lamentarci. Lo perdiamo, come il sonno, la privacy al gabinetto e i capelli dopo il parto: tutti lì che si lamentano delle cose più disparate, ma noi no, non possiamo. Non possiamo, perché "mica ce lo ha ordinato il dottore di avere dei figli". Già, peccato che, quando ho scelto di avere i miei figli, non credevo che ci fossero così tante insidie incluse nel pacchetto.

Tanto per cominciare, la solitudine in cui versiamo noi madri al giorno d'oggi è davvero allarmante. Siamo sole, spesso senza i nonni su cui contare (perché lavorano ancora, sono troppo anziani, vivono altrove o hanno altro da fare), con un welfare che si basa praticamente sull'aiuto gratuito di figure inesistenti.

I miei genitori, quando ero piccola, potevano contare su ben quattro nonni, persone giovani e scattanti andate in pensione a cinquant'anni, che mi andavano a prendere da scuola, mi portavano a pattinaggio, stavano con me quando ero a casa da scuola malata.

Passavo l'estate ogni anno con i nonni paterni, che mi portavano in campagna con le mucche, le galline e i maiali, a raccogliere frutta dalle piante e a nascondermi tra le balle di fieno nella stalla, altro che fattoria didattica e "educazione in natura".

Oggi, invece, già quando nasce il primo figlio iniziano gli interrogativi su dove metterlo quando sarà necessario rientrare al lavoro: la maternità obbligatoria dura solo cinque mesi, ma quasi nessun nido di infanzia accoglie lattanti, quindi è necessario trovare una soluzione almeno fino ai nove o anche dodici mesi del bambino.

Nelle grandi città, entrare nei nidi comunali è pressoché impossibile, quelli privati hanno rette esorbitanti (tanto vale mandare il piccolo poppante direttamente al college) e in ogni caso ci sono continuamente momenti di chiusura dei servizi per le vacanze scolastiche e per la lunga, terrificante pausa estiva.

In estate, tocca mettersi le mani nei capelli, perché i centri estivi sono estremamente cari e non sempre vicino a casa o al luogo di lavoro, trovare una tata spesso è molto complesso, a volte poi queste persone decidono di trovare un altro lavoro e ti lasciano a piedi da un giorno all'altro. Però la gente ha ancora il coraggio di dire: «Hai voluto la bicicletta?» e io vorrei tanto rispondere che sì, ma avrei desiderato almeno che avesse il sellino, se ci siamo capiti.

I bambini, poi, si ammalano, continuamente. Parlerò di questo aspetto moccicoso e purulento nel capitolo dedicato al nido (quale gioia!), ma basti sapere che da quando ho avuto Jacopo, il mio sistema immunitario ha deciso di dare le dimissioni, così che lui è riuscito a trasmettermi qualsiasi virus e batterio possibile e immaginabile. Piccolo dettaglio: essere malate e madri è uno schifo, perché avresti solo voglia di seppellirti sotto il piumone e avere il tempo materiale per riprenderti, ma i bambini hanno bisogno di te, devi essere sul pezzo sempre e comunque, preparare pasti, pulire culi, sistemare caos di costruzioni.

Mentre alcuni mariti con trentasette di temperatura hanno già il telefono in mano per chiamare il prete per l'estrema unzione, noi dobbiamo essere multitasking, che è una grandissima fregatura nonché un'arma del patriarcato per farci sentire indispensabili e mantenerci oppresse.

Non ci si può lamentare della mancanza di sonno, perché sicuramente se il piccolo Rodolfo non dorme è per qualcosa che abbiamo fatto (o non fatto) noi, c'è qualche errore nella nostra routine o semplicemente abbiamo viziato il bambino dandogli abitudini poco sane.

Non ci si può lamentare nemmeno della mancanza di tempo e spazio per sé, perché «Goditeli adesso, finché sono piccoli, il tempo passa così in fretta!», e meno male!

Quando lottavo con le coliche e i pianti isterici di Bianca neonata, c'era sempre qualche anziana signora sconosciuta che scuoteva la testa dicendo: «Povera bambina» invece di «Povera mamma» per poi attaccare con la sequela dell'importanza di vivere a pieno il momento.

"Figli piccoli, problemi piccoli, figli grandi, problemi grandi": sono le massime come queste a far sì che rischiamo concretamente l'estinzione, perché in ogni fase della crescita di un bambino ci sono piccole grandi sfide che sembrano insormontabili in quel momento in cui vengono vissute e affrontate e spaventare i genitori prospettando disastri nucleari in adolescenza serve solo a gettare i poveretti, già in equilibrio psichico molto precario, nel più totale sconforto.

Una cosa estremamente pesante è anche cercare di continuare ad avere una vita sociale con dei bambini piccoli, ad esempio portarli con sé al ristorante, al bar a fare colazione o in giro a fare spese per negozi o centri commerciali. I piccoli, si sa, hanno il più delle volte un tono di voce decisamente alto e la tendenza a cadere, piangere o rovesciare cose: i genitori lo sanno e, quando vedono qualche bambino attorno fare di queste cose, se sono intelligenti, si limitano al massimo a un'occhiata comprensiva a quella mamma o a quel papà che cerca di arginare il danno. Molte persone, però, riescono a farci sentire a disagio nei luoghi pubblici al primo capriccio dei nostri figli, con un'occhiata, un commento, un'osservazione.

Sembra che, per alcuni, nel momento in cui mettiamo al mondo la prole dobbiamo confinarci in ghetti family friendly, dove consumare fino alla nausea appositi menu baby e ascoltare Cocomelon in loop saltando in piscine di palline: tutti i luoghi che più amavamo diventano improvvisamente ostili.

Invece, credo che sia importante continuare a mantenere qualche abitudine e insegnare ai nostri figli ad accompagnarci nelle varie commissioni o nelle uscite di svago, rispettando i luoghi e le altre persone presenti, ma tenendo conto della loro età e capacità.

Non mi aspetterò che un bambino di due anni sieda composto a una serata jazz in un locale del centro, ma che possa partecipare a un aperitivo con amici con qualche gioco o passatempo, quello me lo aspetto. Non dovremmo rinunciare alla nostra vita solo perché a qualcuno i bambini danno fastidio e non fa parte del pacchetto-figli chiudersi in casa e smettere di fare quello che amiamo.

Quando è nata Bianca, avevo riconquistato da diversi mesi alcune libertà: potevo dormire tutta la notte nel mio letto senza un altro essere umano appicciccato a me, potevo uscire la sera con qualche amica, mangiare con calma seduta a tavola, addirittura leggere un libro sul divano mentre Jacopo, ormai quasi quattro anni, giocava lì vicino per conto suo.

Speravo che mi fosse toccata in sorte una neonata di quelle che mangiano e dormono, pacifica e beata, che "dove la metti, sta".

Quando mi sono invece ritrovata a saltare sistematicamente tutti i pasti, perché proprio in quel momento iniziava una crisi di pianto inconsolabile, ho avuto dei momenti di reale e profondo sconforto, per non parlare della fine di qualsivoglia notte di sonno.

Amavo e amo profondamente la mia bambina, ma amo anche soddisfare i miei bisogni primari di essere umano e godere, come chiunque altro, dei piccoli piaceri della vita: consumare un pasto caldo, ad esempio, dormire, farmi una doccia senza urla di sottofondo.

Tutto questo non era più possibile e Andrea, mio marito, aveva provato a vendermi la massima secondo cui i figli comportano sacrifici, che è solo un altro modo di porre il quesito di cui sopra. Il fatto che i figli comportino sacrifici non è in discussione, ma davvero devo per forza accogliere con gioia e gratitudine anche gli aspetti più scomodi della maternità? Perché non ci è concesso esprimere fatica, noia, frustrazione, rabbia, tristezza?

A volte, sui social, qualche mamma parla dei lati più pesanti della sua vita, del fatto che non ha voglia di essere "solo" una mamma, ma anche una persona con suoi spazi e interessi e i commenti, di solito di un pubblico maschile, sono feroci: cosa li avete fatti a fare, i figli, se vi è tutto così pesante?

Commenti come questo denotano la cultura in cui siamo immersi, una cultura che ci vuole non solo esauste e oberate di cose da fare, ma anche sorridenti e grate di questo ruolo. Invece, credo che sia giusto rivendicare il diritto alla lamentela e criticare costruttivamente quello che stiamo vivendo portandone alla luce le difficoltà.

Vogliono venderci un'ideale di maternità edulcorato, ci trattano come fragili bamboline fin dalla gravidanza, cercando di propinarci qualcosa di assolutamente poco realistico, oppure, al contrario, ci fanno un terrorismo spietato al solo scopo di sfogarsi e spaventarci.

Eppure, sarebbe bello poter diffondere una narrazione realistica e sincera della maternità, con i suoi doni preziosi e i suoi lati oscuri, perché nessuna di noi attraversandone le fatiche si debba mai sentire inadeguata o sbagliata.

Nasciamo come madri e abbiamo già in dotazione un senso di colpa grande come una casa, non c'è nessun bisogno di stare ancora peggio per il solo fatto che non amiamo ogni aspetto dell'avere i nostri figli.

Siamo in relazione con loro, che sono persone altre da noi, ed è sano e normale che in una relazione ci siano aspetti che non ci piacciano e non per questo è tutto da buttare.

Purtroppo, i social, in cui siamo immersi, pullulano di profili di sedicenti mamme-influencer che vogliono convincere noi (o forse sé stesse) di vivere una maternità idilliaca e perfetta e questo aumenta la nostra frustrazione e il nostro senso di sopraffazione, per cui è molto meglio smettere di focalizzarsi sui loro contenuti.

Ho imparato che ci sono, però, anche persone reali che dicono la verità su quello che vivono, facendomi sentire meno sola, e non smetterò mai di ringraziarle per il loro lavoro di divulgazione o attivismo.

Possiamo fare un un'ulteriore decostruzione di questa narrazione finta della maternità direttamente dal basso, parlando con onestà con amici, amiche, familiari, conoscenti, colleghi. Scopriremo che, quando ci permettiamo di dire cose come: «Ehi! A volte essere genitori è una merda!», qualcun altro tirerà un grande sospiro di sollievo e si sentirà autorizzato a fare la stessa cosa.

Quindi sì, ho voluto la bicicletta, ma non ho mai avuto intenzione di pedalare da sola, e non lascerò che siano altre madri a farlo.

I come Istinto

Ci hanno raccontato la favola dell'istinto materno, facendoci credere di avere questa sorta di superpotere innato per cui, nel momento stesso in cui ci decidiamo a figliare, sappiamo sempre fare la cosa giusta al momento giusto. Mia mamma stessa, quando le telefonavo in preda al panico per qualcosa che era successa a Jacopo, mi diceva di seguire il mio istinto, ma io non sentivo assolutamente niente! Ero forse una pessima madre?

La verità è che quando nasce il nostro primo figlio, anche avendo letto tutti i libri possibili sul tema maternità, è tutto nuovo e difficile.

Abbiamo questo esserino profumato tra le braccia, delicato e suscettibile, che piange per comunicare qualsiasi cosa, ed è facilissimo andare nel panico.

Il pianto dei neonati è lacerante, faticoso, irritante e ansiogeno, scatena in noi genitori un istinto primordiale per la serie "devo fare qualcosa perché smetta al più presto", ma anche i passanti estranei che sentono un neonato piangere spesso intervengono, almeno a parole, come se fossero mossi dallo stesso istinto.

Avrà fame? Sonno? Avrà male da qualche parte? Avrà caldo o freddo? Vorrà le coccole? Che accidenti ha questo bambino? È perfettamente normale non conoscere la risposta, almeno nei primi tempi. Ok, quella persona è stata letteralmente nella nostra pancia per nove mesi, ma questo non significa che siamo programmate per capirla in ogni sua espressione di disagio al primo colpo.

All'inizio, si procede per tentativi ed errori, ma gli errori pesano come macigni sulle spalle di una neomamma che vuole solo fare del suo meglio.

Le persone attorno, poi, ci parlano di "istinto materno", ma sembrano sempre sapere meglio di noi cosa fare con i nostri figli.

Basta un'occhiata della suocera per capire se il pargolo ha mangiato abbastanza e piange per qualche altro motivo, ad esempio, e quando diciamo che vorremmo evitare che tutti i parenti si passassero il neonato come se fosse un calumet della pace, veniamo prese per paranoiche.

Ci sarà sempre qualcuno che, guardando nostro figlio, sentenzierà che è coperto troppo oppure troppo poco, che ha sete oppure ha sonno, e per quanto ci sforziamo di ribattere qualcosa di sensato, quel qualcuno ne saprà sempre più di noi: «Signora, le dico che ha appena mangiato!», «Riconosco un pianto di fame, glielo garantisco» e così via all'infinito, in ogni luogo pubblico che frequentavo con i miei figli urlanti.

«Quando avrai tuo figlio tra le braccia, saprai cosa fare», questa frase l'ho sentita dire tante volte, ma mi è successo esattamente il contrario. Ero spaventata, credevo che non sarei stata capace di fare nulla e portare a casa Jacopo dall'ospedale è stata un'esperienza davvero strana e complessa, mi sentivo davvero in balia del nulla con un neonato che non conoscevo.

L'istinto forse è qualcosa che si allena nel tempo, perché conoscendoci meglio ho imparato a capirlo e ad assecondarlo, a riconoscere i suoi segnali e a rispondervi.

Sulle malattie, invece, ho un intuito abbastanza fine, forse per i tanti anni passati a guardare ogni medical drama esistente (al punto che, quando qualcuno chiede se c'è un medico in sala mi viene spontaneo alzare la mano). Le mie amiche mamme mi sottopongono sintomi e azzecco quasi sempre la diagnosi e con i miei figli è successa la stessa cosa. Ricordo quando Jacopo, a due mesi, era raffreddato: a un certo punto, ho avuto il sentore che fosse bronchiolite e, portandolo al pronto soccorso, è risultato positivo al tampone e mi hanno detto che l'avevo riconosciuta ai primissimi segnali, il che ci ha permesso di intervenire molto precocemente.

Mi sono accorta subito del reflusso silente di Bianca, trovando poi conferma con la visita dal gastroenterologo, e ho così potuto iniziare a darle la giusta cura.

Quando si tratta di malanni, allergie o simili, mi sento finalmente competente, ma per tutto quello che riguarda il capire i neonati, ahimè, zero assoluto.

Inizialmente, avevo ceduto al cliché per cui bisogna per forza amare il momento in cui si hanno i figli neonati, ma sentivo che mi andava già un po' troppo stretto al primo figlio. Con la seconda, abituata a interagire con un bambino capace di parlare e comprendere i miei discorsi, ho capito definitivamente che a me la fase neonato proprio non piace. Conto i giorni che mi separano al compimento del sesto mese di vita come un carcerato conta i giorni che mancano alla sua liberazione, perché a sei mesi mangiano, stanno seduti, giocano e interagiscono e mi diventa più facile capirli.

Avere Bianca appena nata, per me, era come andare in giro con una valigetta da bombarolo sempre pronta a esplodere, non sapevo mai quando sarebbe arrivato il prossimo pianto, non sapevo se sarei riuscita a calmarla in meno di un'ora di orologio, ero in preda al panico.

In vacanza, mi sono ritrovata a scappare dalla spiaggia dopo svariati minuti di pianto perché mi sentivo addosso gli occhi dei vicini di ombrellone, a casa cercavo di calmarla e intanto pensavo che i vicini stessero già chiamando il telefono azzurro pensando che la stessi squartando, ed era la seconda figlia! Ero convinta che, avendo fatto sopravvivere Jacopo per ben quattro anni, sarei stata capacissima di fare qualunque cosa per Bianca, che sarebbe stata una passeggiata e avrei fatto tutto bene e senza sforzo, invece, la vita mi ha dimostrato l'esatto contrario, anzi, continuando a basarmi sulla mia esperienza con Jacopo, facevo ancora più errori, perché non tenevo conto delle peculiarità di Bianca.

Sicuramente, il fatto che, a un certo punto, coliche e reflusso siano passati, è stato di grande aiuto, ma anche lasciar passare i primi tre mesi e provare ad ascoltarla e osservarla come se fossi alla mia prima esperienza di maternità, perché in un certo senso lo era: per la prima volta, ero la mamma di Bianca.

L come Lavoro

Prima di avere Jacopo, lavoravo come educatrice in una grossa cooperativa sociale. Avevo diversi incarichi come educatrice domiciliare, qualche ora in una comunità per minori stranieri e un post scuola, ma il grosso del mio pacchetto orario era costituito da sostituzioni.

Sostituivo colleghe e colleghi nelle scuole, facendo molti km al giorno, non tutti rimborsati, con bambini e ragazzi che non sempre conoscevo, ma si trattava di fare la famosa gavetta e farmi conoscere come professionista, sperando che prima o poi sarebbe arrivato il tanto sospirato contratto a tempo indeterminato e qualche incarico fisso.

Poi sono rimasta incinta e, nonostante il mio contratto scadesse da lì a due mesi, ho deciso di comunicare la gravidanza pensando che, dopo due anni in cui avevo fatto i salti mortali per essere una buona dipendente, non sarei stata lasciata a casa.

Sbagliato: la mia coordinatrice, anche lei madre, con molta nonchalance, mi disse che avrei dovuto informarmi per la disoccupazione e che non mi sarebbe più stato rinnovato il contratto.

Questo per me ha significato dover vivere nella più assoluta precarietà, senza sapere quando e se avrei potuto trovare di nuovo lavoro. Per i successivi due anni ci siamo arrangiati come abbiamo potuto, facendo molti sacrifici, ma vivendo dignitosamente.

A due anni, Jacopo ha iniziato ad andare al nido e io, dopo due colloqui, ho trovato un nuovo lavoro in un'altra cooperativa sociale.

Avevo un contratto di tre mesi, ed ero determinata a vedermelo rinnovato, per questo a ogni malattia di mio figlio cercavo di garantire comunque la mia presenza al lavoro, chiamando una baby sitter che avevo trovato su un sito apposito. Siccome Jacopo si ammalava in media ogni dieci giorni, finiva che quasi tutto il mio stipendio se ne andava tra nido e baby sitter: stavo investendo per la mia futura sicurezza lavorativa, ma era abbastanza frustrante.

Quell'anno, durante l'estate, avrei lasciato Jacopo per quasi due mesi con la nostra tata di fiducia, sborsando un sacco di soldi, se non fosse che lei decise di abbandonarci perché aveva trovato un lavoro estivo molto ben pagato.

Mi veniva da piangere: come avrei fatto ad andare al lavoro? Fortunatamente, trovai un centro estivo in grado di accogliere i piccolini (cosa non scontata né semplice).

Per poter garantire la mia presenza al lavoro, ho cambiato ben tre baby sitter, perché ogni volta qualcuna di loro trovava un impiego migliore.

Ho fatto di tutto per essere apprezzata come dipendente, non tanto per fare carriera, ma per ottenere la tanto sospirata stabilità lavorativa. Dopo nove mesi, finalmente è arrivato il contratto a tempo indeterminato e, poco dopo, un nuovo incarico in ufficio. Ora avevo anche la possibilità di fare smart working, che era un modo davvero comodo per stare con mio figlio quando si ammalava senza spendere cinquanta o più euro al giorno di baby sitter.

La notizia della mia seconda gravidanza non ha creato nessuno scalpore, ho lavorato fino a due giorni prima del parto per potermi garantire cinque mesi di maternità dopo la nascita della piccola, una scelta obbligata per ragioni principalmente economiche: con il 30% dello stipendio, sfido chiunque a riuscire ad arrivare serenamente alla fine del mese.

Certo, avrei preferito passare i miei ultimi due mesi di gravidanza riposando e preparandomi psicologicamente e fisicamente a quello che avrei affrontato in seguito, ma sembra ancora una volta che la società ci spinga a essere più performanti possibili anche quando la natura vorrebbe l'esatto opposto. È un ricatto implicito: vuoi stare più tempo con tuo figlio e avere più retribuzione possibile? Allora devi tirarti il collo fino alla data presunta del parto.

Ero al quinto mese di gravidanza e stavo già pensando a dove sistemare Bianca quando avrebbe avuto sei o sette mesi per poter tornare in ufficio. Eppure, nonostante il largo anticipo con cui mi stavo muovendo, il nido privato che avevo scelto aveva già una lista di attesa lunga un chilometro e il nido comunale mi aveva fatto sapere che non accoglievano bimbi durante l'anno, ma solo a settembre e a febbraio a patto che, in quei periodi, avessero nove mesi compiuti. A quanto pare bisogna figliare con cognizione di causa, facendo calcoli matematici per concepire in un momento propizio, così che la nascita avvenga nel mese giusto, e garantirci l'ingresso al nido quando ne abbiamo bisogno.

A quel punto, ho scelto di affidarmi a una baby sitter, ma la persona di fiducia che avevamo individuato ha poi preso un'altra strada e non ne ho più trovata nessuna che mi convincesse a pieno.

Non è semplice lasciare i propri figli per andare al lavoro, soprattutto quando sono ancora piccoli, figuriamoci poi se si tratta di lasciarli con qualcuno che non ci ispira sicurezza.

Fortunatamente, ho avuto la possibilità di riprendere a lavorare da casa, almeno finché, dopo i dodici mesi, Bianca andrà al nido comunale, ma che sarebbe successo se non avessi avuto questa opzione?

Avrei dato fondo a tutti i sei mesi di congedo parentale, a tutti i risparmi e sarebbe stato molto difficile far quadrare i conti con un mutuo e due figli da mantenere.

In tutto questo mio marasma lavorativo, negli anni, mio marito e la sua carriera non sono stati minimamente intaccati dal fatto di aver messo su famiglia.
Anzi, il fatto che ci fossi io, sempre presente, sempre disposta a sacrificare il mio tempo, sempre organizzata, ha fatto sì che migliorasse la sua posizione lavorativa anno dopo anno, arrivando a ricoprire poi una posizione di responsabilità.

So di tante, troppe storie di donne che sono tornate al lavoro dopo la maternità e si sono viste rendere la vita impossibile: demansionamenti, cambiamenti di orari e luoghi di lavoro, mobbing, come se il mondo del lavoro dovesse punirci una volta che diventiamo madri.
Penso che, diventando madri, acquistiamo molte competenze aggiuntive. Per quel che mi riguarda, riesco a controllare il bilancio della famiglia, a sbrigare la burocrazia, a organizzare i pasti, programmare il tempo libero e gestire gli imprevisti. Ho imparato a ottimizzare le risorse, a fare più cose contemporaneamente, a fare rete con altre mamme e trovare velocemente le informazioni necessarie a me e ad altre amiche.
Potrei anche occuparmi di risorse umane, con tutte le tate e collaboratrici domestiche a cui ho fatto colloqui negli ultimi anni, cercando di capire quanta esperienza avessero e quanto fossero effettivamente disponibili.
Diventare madre dovrebbe essere considerato un modo per acquisire nuove abilità e non un imperdonabile buco nel curriculum, un impiccio per l'azienda e un modo per discriminarci quando desideriamo accedere a una posizione lavorativa.

Anche perché il lavoro, almeno per alcune di noi, è uno spazio tutto nostro in cui relazionarci con altri adulti, metterci alla prova al di fuori delle mura domestiche, coltivare sane ambizioni e, ovviamente, essere economicamente indipendenti, quindi libere.

Non mi permetto di giudicare quelle madri che scelgono di stare a casa per anni a occuparsi dei figli: credo che anche il lavoro domestico abbia grandissima dignità, anzi, dovrebbe essere pienamente riconosciuto e retribuito, visto che non prevede la possibilità di avere turni, ferie, malattia e riposo. Tuttavia, qualche volta, sento altre mamme dire che non vale la pena per noi trovare un lavoro che ci costringa ore fuori casa per poi dover pagare altre persone che si occupino dei nostri figli: avere una propria entrata, secondo me, è sempre la scelta giusta, anche se i primi anni comporta sicuramente dei sacrifici in termini di spese. Un giorno i nostri figli cresceranno, smetteranno di ammalarsi continuamente, andranno a scuola e noi potremo "vivere di rendita", con un lavoro sicuro, uno stipendio dignitoso, un nostro conto in banca. A mio avviso, ne vale decisamente la pena.

Mia nonna, più di ottant'anni, mi dice sempre che la libertà non ha prezzo, e credo che abbia ragione: ha passato una vita a occuparsi dei genitori anziani e dei cognati malati, ha vissuto per i figli, per noi nipoti e addirittura per i bisnipoti, ma ha fatto in modo di avere uno spazio per sé fuori casa e oggi ha un'ottima pensione.

Per le persone della nostra generazione, andare in pensione sembra qualcosa di irrealistico, ma è davvero fondamentale pensare anche al nostro futuro quando scegliamo cosa fare della nostra vita adesso.

Una cosa che davvero non tollero sono quei corsi costosissimi dedicati alle mamme che vogliono fare carriera, che ti promettono che tutto è possibile, basta volerlo (quindi se qualcosa non funziona nel tuo percorso è tutta colpa tua che non lo vuoi abbastanza).

A questi sedicenti formatori, vorrei dire che l'unico modo per conciliare maternità e carriera è godere di privilegi, perché anche solo avere la possibilità di contare sull'aiuto dei nonni o di permettersi una tata è un privilegio, così come avere la possibilità di scegliere un posto di lavoro che veda la maternità come un valore aggiunto, perché alcune di noi sono costrette per disperazione ad accettare qualsiasi lavoro pur di guadagnare qualcosa.

La società ha bisogno di un cambiamento strutturale, di ripensare il mondo del lavoro e il welfare, di creare misure concrete per il sostegno alla genitorialità in cui anche i padri siano pienamente coinvolti (ad esempio con il congedo di paternità obbligatorio e retribuito al 100%) e di vedere i servizi per l'infanzia come un diritto di tutti e non un costosissimo parcheggio a pagamento destinato solo a poche famiglie.

Viviamo in un mondo che ci vorrebbe chiuse in casa, come angeli del focolare degli anni Cinquanta, ma io dico che noi dobbiamo avere il diritto di scegliere cosa fare in base a dove ci sentiamo più felici, perché quando noi siamo felici lo sono anche i nostri figli.

M come Mamma

Fin da quando ero bambina, sognavo di avere un giorno una famiglia tutta mia, con almeno tre o quattro figli. Non avevo la più pallida idea di cosa volesse dire fare la mamma, ma ero comunque bravissima a criticare e giudicare la mia, che a sua volta criticava e giudicava la sua, in un loop infinito di polemiche e litigi.

Ho una famiglia, dalla parte di mia madre, fatta tutta quanta di donne: mia nonna ha due sorelle, ha avuto tre figlie e mia madre ha avuto me e mia sorella: un incubo di estrogeni e schiamazzi a non finire.

La mia è una famiglia poco presente, ma ingombrante nelle dinamiche e nei discorsi, tanto che tutte noi, chi più chi meno, andiamo in terapia da diversi anni foraggiando vari psicologi e psicoterapeuti.

Mia madre non è stata la madre perfetta delle favole, ma è stata una persona vera, con i suoi limiti e i suoi punti di forza e, da quando ho avuto i miei figli, sono stata meno rigida nelle critiche, perché ho capito che cercava solo di fare del suo meglio con le risorse che aveva.

Mi ha avuta a vent'anni, lei e mio papà erano poco più che bambini e non navigavano nell'oro, dal momento che lavorava solo lui come idraulico, con il suo furgone azzurro che aveva chiamato Leo.

Mia nonna era stata una mamma abbastanza fuori dai canoni di quell'epoca, molto gelosa dei suoi spazi e delle sue libertà, non sempre incline al sacrificio, a tratti presente e amorevole, a tratti presa dai suoi impegni: mia mamma ha passato tutta la sua vita a elemosinare il suo amore e le sue attenzioni, a riportarla con forza al suo ruolo e ai suoi compiti, ma non sempre ci è riuscita.

Per questo, nei miei confronti, è stata una mamma fin troppo presente, a tratti quasi soffocante: voleva donarmi senza riserve quello che lei non aveva ricevuto, voleva che avessi così tanta mamma da non poterne più e da desiderare di scappare lontano, mi diceva sempre che, allora, sarebbe stata sicura di aver fatto un buon lavoro.

Se penso a mia madre ventenne con me neonata, mi viene un senso di desolazione infinito: a quel tempo non c'erano i cellulari, non c'era internet né i social network; le sue amiche coetanee erano tutte all'università e a divertirsi; i nonni erano giovani e lavoravano ancora, le sue sorelle e sua madre erano negli Stati Uniti a cercare una vita migliore.

Immagino le sue infinite giornate a tu per tu con me, nel silenzio di una casa in una periferia squallida, con una fabbrica e un parcheggio come panorama.

Sento, oggi che ho avuto i miei figli, tutta la sua fatica e al contempo il suo amore, il suo desiderio di riscatto, di essere la madre perfetta che non aveva avuto, ma aveva sempre desiderato.

Peccato che, dopo anni di sacrifici, notti in bianco, malattie esantematiche, feste di compleanno e pasti biologici, mia mamma abbia fatto il botto: aveva ventisei anni, voleva vivere, voleva fare altre cose oltre a fare la madre e la casalinga. Trovò lavoro, si fece bionda, iniziò a stirarsi i capelli, cancellando i riccioli che tanto la caratterizzavano e, dopo poco, il matrimonio tra lei e mio padre finì e lei se ne andò di casa, trasferendosi in un piccolo appartamento in provincia.

Aveva nuove amicizie, un nuovo amore, usciva la sera, faceva carriera in azienda, finalmente si sentiva di nuovo una persona, ma era faticoso far quadrare i conti e trovare in quel minuscolo appartamento uno spazio anche per me, la ricordo sempre di fretta, estremamente magra, a fumare una sigaretta dietro l'altra.

Avevo capito che, quando avrei avuto dei figli, non avrei dovuto annullarmi completamente per loro, ma conservare sempre un pezzettino di me da far vivere, restare un individuo a prescindere da loro, per non esaurire tutte le mie energie come aveva fatto mia madre.

Non avevo calcolato, però, che i messaggi che arrivano da ogni parte, l'amore folle per i figli e il buon vecchio senso di colpa, possono creare un mix esplosivo e far venir meno i buoni propositi.

Quando è nato Jacopo, per due anni, ho vissuto solo ed esclusivamente per lui. Non ero più me stessa, una persona, una moglie, una figlia, ero solo sua madre e qualcosa dentro di me mi spronava a essere sempre perfetta.

Frequentavo solo gruppi e pagine su genitorialità e infanzia, leggevo libri a tema, parlavo con amiche mamme esclusivamente di mio figlio, cercavo di pensare a come stimolarlo al meglio, preservare il suo sonno, dargli le cure migliori quando si ammalava, creare una routine rassicurante.

Tra la sua nascita (per me traumatica), la bronchiolite a due mesi, il Covid e il lockdown, credo che l'unica cosa che mi abbia salvata dalla depressione post partum sia stato il costante dialogo con mia madre che, pur di non farmi sentire sola, mi telefonava svariate volte al giorno facendomi parlare, e ogni cosa che le dicevo la interessava realmente, mi sentivo pensata e amata in quel difficile viaggio che avevo intrapreso.

Ci sono voluti molti mesi perché capissi che non era possibile essere una madre perfetta, che in quello sforzo stavo perdendo me stessa, i miei interessi, i miei obiettivi.

Stavo insegnando a mio figlio che amare significa annullarsi e rinunciare a sé stessi, che era proprio il contrario del messaggio che volevo trasmettergli.

Ho iniziato, quindi, a prendermi più cura di me, in primis della mia salute mentale, andando in psicoterapia per elaborare il disturbo post traumatico da stress conseguente al parto, poi riprendendo in mano i miei interessi, il disegno, la fotografia, la musica e la lettura.

Trovare lavoro, avere nuove amiche e iniziare a fare camminate da sola nei boschi, poi, mi hanno definitivamente permesso di ritrovare me stessa e integrare dentro di me tutte le parti che mi caratterizzano e non devono necessariamente annullarsi a vicenda.

Ho capito che posso essere una buona mamma anche se ascolto musica metal, leggo agghiaccianti thriller psicologici, faccio un disegno mentre mio figlio guarda la televisione e passo una serata fuori casa con le amiche dandomi al gin tonic.

Essere la mamma di Jacopo non poteva significare smettere di essere la persona che ero, smettere di prendermi cura del mio matrimonio, non ritagliarmi più momenti belli con mio marito.

Grazie alle tate che abbiamo trovato, abbiamo ricominciato a uscire, almeno una volta al mese, per un aperitivo o una cena, una passeggiata, due chiacchiere tra adulti.

Avere un figlio ci aveva messi in crisi, su tante cose non riuscivamo più a capirci e sembravamo parlare due lingue diverse, io gli invidiavo il fatto che la sua vita non fosse poi cambiata così tanto, mentre io ci avevo rimesso il lavoro, il sonno, la forma fisica e il tempo libero.

Solo ricominciando a ritagliarci degli spazi in cui essere di nuovo noi due, siamo riusciti a ritrovare la capacità di comunicare apertamente le nostre difficoltà e, quella che sembrava una crisi definitiva e insormontabile, è diventata un'opportunità per ritrovarci ancora più uniti di prima e decidere di aprirci nuovamente alla vita e provare ad avere un altro bambino.

Dopo due settimane dal test di gravidanza positivo, ho perso mia madre: sapevo che sarebbe successo, ma non credevo che il cancro me l'avrebbe portata via così in fretta. Stavo facendo i miei primi passi da madre, di nuovo, e gli ultimi passi da figlia, cercando di trovare il modo di salutarla senza crollare, restando lì con lei nei suoi ultimi giorni, occupandomi delle sue cose come avrebbe voluto.
È stato terribile, devastante, un dolore mai provato prima che mi toglieva il respiro e mi restituiva un senso di solitudine e di fragilità: mia madre, per me, era come una luce sempre accesa, qualcuno su cui poter contare anche nella distanza, anche se per un po' non ci si vedeva o sentiva, e ora non c'era più. Non c'era più la sua voce al telefono che mi teneva compagnia nei pomeriggi infiniti in cui Jacopo era a casa ammalato, non c'era il suo messaggio del buongiorno in cui mi chiedeva se avevo dormito.
Andavo a casa sua per liberare l'appartamento e mi sembrava che da un momento all'altro sarebbe uscita dalla porta a braccia aperte dicendo: «Ciao Jacopo, ho un regalo per te!».
Bianca, con la sua promessa di una vita in quattro, mi ha sicuramente salvata dall'abisso di dolore in cui rischiavo di sprofondare, dalla fatica di dovercela fare senza una parte di me, di imparare a vivere senza quell'amore ingombrante che aveva lasciato un vuoto altrettanto ingombrante.

Essere la mamma di Jacopo è un'avventura meravigliosa: lui rimarrà sempre il mio primo amore, con lui ho collezionato ricordi bellissimi e indelebili, sento che c'è una profonda connessione tra di noi, anche se un po' si è sbiadita con l'arrivo di Bianca.

Sarà che Bianca è arrivata contemporaneamente al mio lutto, in un momento in cui Jacopo era particolarmente oppositivo e sembrava assimilare tutti i comportamenti più provocatori dei suoi compagni di scuola, ma quando è nata lei ho come sentito di non riuscire a moltiplicare amore e attenzioni, come se il mio cuore funzionasse a compartimenti stagni e io fossi in grado solo di stare in relazioni esclusive.
Oggi so che la mia difficoltà nel relazionarmi con Jacopo era dettata dalla depressione post partum, ma nei sei mesi che hanno preceduto la diagnosi, mi sono sentita una pessima madre. Mi mancavano i miei momenti a tu per tu con il mio bambino, ma non potevo staccarmi dalla piccola, perché aveva costante necessità di contatto. Improvvisamente Jacopo mi sembrava enorme, fastidioso e invadente e subito mi rimproveravo per questa mia percezione; sentivo di dover proteggere Bianca, ma che stavo smettendo di proteggere me stessa; avevo scoppi di rabbia e pianto e al tempo stesso sentivo che la mia vita e la mia famiglia erano finalmente complete.

La maternità di tutte è caratterizzata da un'ambivalenza che si può riassumere in un pendolo che oscilla tra "amo i miei figli" e "chi me lo ha fatto fare", per me questa ambivalenza è stata fortissima e difficile da comprendere e accettare, io che sono sempre stata per il bianco o il nero, senza contemplare le sfumature di grigio.
Ho amato e amo stare con i miei bambini, osservare con il loro stupore il mondo che mi circonda e scoprirlo ogni volta più bello, meravigliarmi della natura e delle stagioni ed entusiasmarmi con loro per ogni scoperta e piccolo traguardo; al tempo stesso non amo i pianti, le notti insonni, le malattie, la mancanza di tempo e di spazio per me e la difficoltà a conciliare lavoro e vita familiare.
Ho dovuto ammettere che mi piacciono molto i miei figli, ma che non mi piace sempre essere una madre, cosa che

farebbe inorridire i più, ma è semplicemente una verità scomoda insita in ogni relazione d'amore.

La società ci chiede di negare noi stesse e annullarci per i nostri figli, di allattare al seno anche se non lo desideriamo o non ci piace, di stare a casa perché non abbiamo alternative valide a cui affidare i figli, di negare i nostri desideri per non essere additate come pessime madri, ma mi chiedo quanto sia sano tutto questo e quanto invece non rischi di logorarci dentro.

Bianca è nata in estate, non c'erano servizi o incontri per genitori durante quel periodo e io, per non impazzire, uscivo ogni mattina con lei in marsupio per fare due passi intorno a casa e rendermi conto che fuori c'era un mondo che mi aspettava.

La depressione post partum si stava già manifestando con prepotenza, ma io non volevo ascoltarla, interpretando quel malessere come stanchezza, stress, sbalzi ormonali e solitudine.

Poi è arrivato settembre, i colori dell'autunno che tanto amo, hanno aperto gli spazi mamma e ho potuto incontrare altre madri con i loro bambini: per me, che mi stavo ripiegando su me stessa, è stata una manna dal cielo.

Ho avuto la fortuna di trovare un gruppo di mamme meravigliose: oltre a vederci settimanalmente allo spazio mamma del nostro comune, organizziamo regolarmente uscite e colazioni e ci scambiamo consigli, supporto e confidenze. Tutte loro sono estremamente vere, imperfette e fiere di esserlo, nessuna di noi fa a gara a chi ha il figlio più tranquillo o intelligente, siamo tutte sulla stessa barca e felici di ammettere le nostre difficoltà per trovare nelle altre sostegno ed empatia.

Per me questo gruppo è una risorsa fondamentale: ai tempi di Jacopo non avevo amiche vicino a me con bambini della stessa età, e ora ho addirittura un gruppo con cui condividere gli anni del nido e della scuola.

Nonostante questa risorsa meravigliosa, però, durante le feste di Natale ho avuto un vero e proprio crollo, di cui voglio scrivere solo perché penso che rompere il tabù sulla salute mentale sia doveroso per arrivare a quante più persone possibile.
Ho iniziato a vivere come un automa le mie giornate, senza provare più gioia, ma solo rabbia, profonda tristezza e frustrazione. Avevo pensieri intrusivi, difficoltà a concentrarmi e attacchi di ansia e panico; ho passato notti intere a rimuginare, ogni problema anche banale mi metteva angoscia, non avevo più voglia di incontrare amici o parenti e non sono riuscita a festeggiare il Natale. Facevo un'enorme fatica a trovare la forza di alzarmi ogni mattina, ad avere la motivazione per affrontare le giornate e al tempo stesso mi sentivo costantemente in colpa: avevo figli sani, una casa, un marito amorevole, la salute e, nonostante tutte queste fortune, ero infelice, quindi c'era decisamente qualcosa che non andava in me.
Non riuscivo più a immaginare un futuro in cui sarei stata di nuovo felice, non riuscivo a entusiasmarmi per nulla, a progettare o immaginare qualcosa di bello per la mia vita, ma riuscivo solo a pensarmi invecchiare progressivamente mentre i miei figli crescevano e prendevano la loro strada.
Mio marito si è accorto che non ero più la stessa e mi ha spronata a cercare aiuto, così, con un certo ritardo rispetto alla comparsa dei primi segnali, ho trovato uno psichiatra molto sensibile sul tema dell'allattamento che mi ha inquadrata subito e mi ha prescritto la terapia adeguata.
Sono molto dispiaciuta di non aver chiesto un consulto prima, perché ho vissuto i primi sei mesi con mia figlia avvolta in una sorta di nebbia di tristezza e paure, non godendomi a pieno ogni attimo con lei, ma sono contenta di

esserci arrivata e di aver affrontato la paura di sentirmi fare questa diagnosi e scoprire che si può sopravvivere e ci sono strumenti validi per affrontarla.

Avere i miei figli mi ha permesso di guardare in faccia tanti aspetti del mio passato e provare a risanare vecchie ferite per essere una persona migliore per loro; sto cercando di essere non tanto la madre che avrei voluto io, quanto quella di cui credo abbiano bisogno loro.
Fisso limiti, regole, mi arrabbio, faccio piccole sorprese, piango, chiedo scusa e parlo apertamente dei miei sentimenti, cercando di essere prima di tutto autentica, più che perfetta. Non voglio crescerli in una bolla in cui le emozioni spiacevoli non abbiano la possibilità di entrare, in cui non siano contemplati l'arrabbiarsi o il litigare, perché il mondo là fuori non sarà sempre accomodante nei loro confronti e vorrei che si confrontassero fin da subito con i limiti propri e altrui. Semplicemente, cerco di accogliere per prima i vissuti dolorosi e provare a comunicarli in modo comprensibile, come quando Jacopo mi ha vista piangere dopo la morte di mia madre e gli ho spiegato che ero tanto triste perché mi mancava la nonna Patty, o quando mi ha vista stesa sul divano con il pancione e gli ho detto che ero molto stanca perché Bianca stava per nascere e iniziava a pesare parecchio.

La cosa che più mi è rimasta impressa dei miei genitori è la loro presenza al mio fianco in ogni situazione, anche quando li ho delusi, quando non erano fieri di me, quando non mi capivano o non approvavano le mie scelte; ho i ricordi del Natale, dei compleanni e delle vacanze tutti e tre insieme, delle favole che mi raccontavano e delle passeggiate di domenica, queste sono le piccole cose che contano per me e che spero di lasciare ai miei figli.

Sono imperfetta, incasinata, complicata, ho troppe idee per la testa e spesso troppo poco coraggio per metterle in pratica, a volte amo male, sono perfezionista e vorrei tenere tutto sotto controllo, ma questo non mi impedisce di essere una buona madre, perché so, in cuor mio, che cerco di fare del mio meglio ogni giorno.

N come Nido

La mia esperienza con il nido d'infanzia è stata molto positiva: ho trovato un contesto curato, educatrici preparate, compagni di gioco dolcissimi per Jacopo, anche se ammetto che il capitolo malattie è stato durissimo da affrontare.

Sui social, tuttavia, ci sono alcune "esperte" di genitorialità che continuano a proclamare l'assoluta inutilità dei servizi educativi per la prima infanzia, additando i genitori che ne usufruiscono come scellerati o compatendoli perché «non hanno altra scelta, poverini».

Alcune teorie accademiche ormai superate (in particolare testi di psicologia dello sviluppo vecchi come Matusalemme, di cui ho memoria io stessa), affermano che, fino ai tre anni, i piccoli cuccioli di macaco hanno bisogno solo di un adulto di riferimento che risponda a tutti i loro bisogni e non sono minimamente interessati a socializzare con i pari, per cui bisognerebbe tenerli a casa, ancora meglio con mamma, che tanto non ha nulla da fare, no? Ah, la mamma lavora? Bè, allora utilizzi i nonni, e se non ci sono, ok, il nido è concesso, sarà un trauma per il piccolo, ma pazienza, senza giudizio, ci mancherebbe.

Forse per questo temevo un po' il momento del distacco, pur considerandomi un essere umano abbastanza razionale (tranne quando ho fame), queste teorie mi avevano suscitato qualche preoccupazione, anche se sapevo che Jacopo era un bambino socievole e curioso.

In realtà, so perfettamente che i nidi d'infanzia sono luoghi meravigliosi dove si fanno attività stimolanti, si esplora la natura, si imparano nuove regole e si inizia a capire il valore dello stare insieme, del condividere e del rispettare gli spazi e le persone. Non sono un parcheggio per madri degeneri che pensano solo al lavoro o ad andare dall'estetista, ma sono un'opportunità educativa, ancora troppo costosa, cui tutti dovrebbero poter avere accesso senza discriminazioni e senza inutili graduatorie, per il semplice fatto che hanno molti punti di forza ed è bello poter contare su una rete di figure preparate che ci aiuti a prenderci cura di loro.

Tornando alla nostra esperienza, a un certo punto, è arrivato il momento: Jacopo era stato ammesso al nido vicino casa, avrebbe iniziato l'ambientamento a settembre. Dopo due anni di giornate sempre insieme, due anni di scoperte, prime volte, passeggiate in marsupio e riposini pomeridiani in braccio, eravamo pronti per fare il grande passo.
Ricordo che la sera prima del primo giorno di nido, io piangevo. Ero triste per quella parentesi di vita che si stava chiudendo per sempre, guardavo i giocattoli di Jacopo sparsi per casa e pensavo che quello era stato tutto il suo mondo e ora sarebbe stato catapultato in una nuova esperienza inaspettata, senza di me.
Forse si sarebbe sentito tradito o abbandonato e questo pensiero mi spezzava il cuore. Certo, gli avevo spiegato cosa sarebbe successo, ma lui aveva quasi due anni e non ero sicura che fosse in grado di capire davvero cosa significava andare al nido.

L'ambientamento sarebbe durato tre settimane, un tempo lunghissimo se si pensa a come provare a incastrare il tutto con il lavoro: so che in alcune strutture hanno adottato il sistema svedese dell'ambientamento in tre giorni e credo sia più sostenibile per le famiglie.
I primi giorni, Jacopo faceva qualche pianto, nulla di tragico, io, di conseguenza, ero pronta a sciogliermi in lacrime, ma

mi sono scoperta più forte di quanto pensassi, soprattutto perché avevo piena fiducia nel servizio e nelle educatrici.

Non abbiamo nemmeno terminato le tre settimane canoniche per riuscire ad abituarlo a pranzo e alla nanna, che lui era già ammalato: una brutta laringite che ci ha costretti in casa per qualche giorno con svariati aerosol e i cartoni animati come unica salvezza.

La cosa che mi ha davvero stupita di Jacopo è stata la sua grande capacità di adattamento: era abituato ad addormentarsi solo con il seno e in braccio a me, ma al nido è riuscito dal primo giorno a dormire due ore senza nessun problema, sicuramente anche per effetto della presenza del gruppo.

Alla fine dell'ambientamento, entrava in sezione senza voltarsi indietro e, quando lo andavo a prendere e sbirciavo dalla porta a vetri, lo vedevo sempre allegro e giocherellone, al punto che non voleva più tornare a casa con me, ma scappava da tutte le parti.

La cosa peggiore di quell'anno di nido sono state le malattie: il suo sistema immunitario, nonostante avesse già avuto svariati malanni in precedenza, non era affatto pronto a tutti quei germi che proliferavano allegramente in sezione.

Ogni dieci giorni, puntuale, arrivava qualche virus: Jacopo è asmatico, quindi un raffreddore, per lui, non è mai solo naso che cola, ma si trasforma immediatamente in difficoltà respiratorie e una tosse secca fastidiosa che non lo lascia per giorni (e notti).

Non appena iniziava a colargli il naso, potevo star sicura che di lì a massimo dodici ore sarebbe iniziata quella tosse terrificante, con conseguenti aerosol, pellegrinaggi dalla pediatra o dalla guardia medica, notti insonni a contare gli atti respiratori per capire se avesse o meno un broncospasmo.

Poi il virus in qualche modo passava e lo riportavo al nido guarito, consapevole che avrebbe raccolto qualche altra schifezza e sarebbe stato a casa di nuovo, con la tata che diventava sempre più ricca e noi sempre più poveri.

La nostra pediatra, poi, non voleva visitarlo: c'era ancora il Covid, anche se ormai il peggio era passato, e lei diceva di avere "paura", al che io mi chiedevo il perché avesse scelto quella professione se poi temeva di prendere qualche malattia qua e là. Mi diceva: «Mi faccia sentire la tosse al telefono» e mi sembrava davvero un'assurdità, al punto che ho deciso di cambiare medico.

Jacopo, da settembre alle vacanze di Natale, ha collezionato una varietà infinita di virus respiratori, un'otite con febbre alta e una gastroenterite che ha gentilmente attaccato anche a me e suo padre, con il risultato che vomitavamo anche l'anima, mentre lui si era limitato a un unico e pittoresco episodio notturno.

Dopo le vacanze, tornati al nido, ci aspettava una sfida particolarmente stressante: un contagio Covid direttamente in sezione. Solo una bambina aveva contratto il virus, nessun contagiato a parte un unico vincitore, Jacopo.

Come paziente a rischio per asma bronchiale, ha avuto tutte le complicazioni del caso ed è stato malissimo, io ero a casa con lui perché ovviamente non potevo chiedere alla tata di rischiare un contagio, ricordo la coda infinita di auto per quel tampone molecolare alla fine dei dieci giorni di isolamento e la possibilità di rientrare finalmente al lavoro dopo quel tempo che mi era sembrato lunghissimo.

Siccome Jacopo aveva il moccio al naso una settimana sì e l'altra pure, mi dilettavo nei famigerati lavaggi nasali, che lui ovviamente detestava, scappando per tutta la casa e urlando come un dannato. Per corromperlo, avevo deciso di premiarlo con due o tre Smarties a ogni lavaggio nasale e, considerando che ne facevo anche una decina al giorno, il numero di Smarties da lui consumato era considerevole, così come la sua stazza.

In primavera, abbiamo poi avuto un periodo in cui, dopo un'ennesima gastroenterite pesantissima, abbiamo contratto la bocca mani piedi e, per finire, il Covid, questa volta portato a casa da me.
In quel periodo non mangiavo più nulla: prima la gastroenterite mi aveva tolto ogni appetito, poi la bocca mani piedi mi aveva riempito la bocca di afte dolorosissime, infine, il Covid mi aveva tolto odori e sapori, per cui ogni cosa che mangiavo sembrava polistirolo. Persi dieci kg e tutti a complimentarsi per quanto ero in forma, mentre io ero mentalmente e fisicamente esaurita e pianificavo un soggiorno in qualche clinica psichiatrica.

Ricordo le ansiose occhiate che lanciavo agli altri bambini quando accompagnavo Jacopo e quando andavo a prenderlo, sondando la presenza di moccio verde brillante o altri segni di malessere. Infatti, nella nostra sezione, potevamo vantare la presenza di alcuni "untori": i poverini venivano mandati al nido sotto tachipirina o antibiotico, nonostante le precarie condizioni di salute, così che immediatamente contagiavano tutto il gruppo.
La mamma di uno di questi, casalinga, aveva candidamente ammesso di usare questa strategia perché non aveva voglia di tenere il bimbo a casa, d'altra parte, aveva anche un cane e un gatto a cui badare: ero basita, ma determinata a fare qualcosa, così ho segnalato il tutto alle educatrici, che hanno dovuto ricordare ancora una volta a tutti i genitori che è necessario che i bambini siano in buona salute per poter accedere al servizio.
Nel 2022 era ancora necessario ribadire l'ovvio, perché queste cose continuavano ad accadere, con grande disappunto di molti altri genitori.

Avevo deciso di candidarmi come rappresentante insieme a un impavido papà (l'unico padre che partecipava attivamente agli incontri), avevamo anche creato un gruppo WhatsApp per aggiornare le famiglie su quanto accadeva al nido e su eventuali chiusure o richieste di materiale da portare.

Siccome quella chat era strettamente istituzionale e si era detto di evitare in tutti i modi le polemiche, ne avevo creata una solo per quelle mamme che desideravano fare rete e darsi supporto a vicenda: speravo davvero che avrei potuto fare amicizia con altri genitori, ma non avevo previsto il livello di follia che si sarebbe raggiunto in quel gruppo.

Uno dei più piccoli della sezione, infatti, era avvezzo ai morsi: mordeva tutti, indiscriminatamente, come forma di comunicazione o anche per gioco, ed era una cosa tutto sommato abbastanza normale, dal momento che non sapeva ancora parlare.

Nella chat è iniziata la caccia al cannibale misterioso, dal momento che, per privacy, le educatrici non possono rivelare chi sia l'autore di spintoni, graffi o morsi, ma solo comunicare l'accaduto ai genitori.

A un certo punto, il nome del "colpevole" è trapelato e si è scatenata una serie di giudizi e rimproveri a quella povera mamma, al punto che ho deciso di chiudere il gruppo ed eliminarlo.

Purtroppo, però, anche il gruppo "ufficiale" stava diventando teatro di scontri e polemiche sull'operato delle educatrici, perché alcuni bimbi si facevano male cadendo o sbattendo contro le cose e, secondo i loro genitori, era colpa delle disattenzioni del personale.

Mi chiedevo se questi genitori fossero davvero sempre sul pezzo, al punto da avere figli che non si infortunavano mai: Jacopo mi era già caduto dal letto, dal divano e dall'altalena, aveva collezionato lividi e bernoccoli di ogni tipo e non perché fossi negligente, ma perché queste cose, semplicemente, accadono.

Dopo quell'anno, ho deciso che la mia esperienza di cittadina attiva si sarebbe conclusa per sempre, mai più mi sarei offerta di essere rappresentante di qualcosa, avere figli è già abbastanza complesso, senza bisogno di aggiungere altro stress sedando le liti tra mamme.

A fine anno, Jacopo era un bambino completamente diverso da quello che aveva fatto il suo ingresso al nido quel primo giorno: sapeva dire un sacco di cose, era curioso e intraprendente, aveva dei veri e propri migliori amici, nuove abitudini e tanta voglia di stare con gli altri. Le educatrici hanno fatto un lavoro meraviglioso, facendomi percepire tutto il bene che gli volevano, tutte le attenzioni che sapevano dedicare a ogni bambino.

Ricordo che, l'ultimo giorno di nido, avevo il magone e le lacrime agli occhi, perché di nuovo un capitolo della nostra vita si stava chiudendo per sempre e non sapevo che cosa ci avrebbe riservato la scuola dell'infanzia e il mondo dei "grandi".

Ogni tappa di crescita e cambiamento ha portato con sé paure, dubbi, fatica, ma anche tanta voglia di vivere insieme a mio figlio ciascun passaggio, con stupore e orgoglio per la sua intraprendenza e la consapevolezza che tanti momenti non torneranno più, che il piccolino che tenevo tra le braccia sta crescendo giorno dopo giorno e che ogni passo fatto insieme lo porta sempre più lontano da me.

O come Orari

Come persona abitudinaria e anziana nell'anima, al punto che il massimo della vita per me è rappresentato dalla combo divano e copertina in pile, osservare una tabella di marcia rigida e a misura di bambino non è mai stato troppo complesso per me.

La mia vita stava cambiando radicalmente, ormai avevo un neonato in modalità koala sempre appiccicato e dovevo necessariamente tenere conto delle sue necessità, o avrei pagato a caro prezzo il contrario, con urla, pianti, contorsioni in marsupio e il mio conseguente crollo psicofisico.

Con lui, le mie giornate iniziavano all'alba, quando stanca dei suoi continui risvegli e delle notti eterne decidevo di alzarmi e speravo di riuscire a fare colazione senza dovermi interrompere infinite volte perché voleva stare in braccio passeggiando per casa.

In mattinata, faceva un pisolino più o meno lungo, il che mi permetteva di rilassarmi un po' e di fare qualcosa che mi piaceva, come guardare un film o una serie tv, leggere, fare due passi.

Il pisolino del dopo pranzo era il nostro momento di gloria: lui dormiva anche tre ore, e dormiva davvero ovunque, in fascia in giro per centri commerciali come nel letto o sul divano, bastava che ci fossi io. Mi dicevano: «Approfittane per riposare anche tu!» senza tenere conto del fatto che, i momenti in cui lui dormiva, erano gli unici in cui potevo ancora definirmi una persona con propri interessi e hobby, e non una creatura a metà tra l'animale e il vegetale dedita solo al soddisfacimento dei propri bisogni primari.

Il pomeriggio, poi, era il momento dei giochi e delle coccole, fino alla fantomatica "ora delle streghe": i primi tre mesi, tra le 17 e le 19, Jacopo sembrava posseduto da qualche demone (ci chiamiamo legione, perché siamo molti) e iniziava a fare un forsennato attacca-e-stacca dalla tetta, urlando come un ossesso e disperandosi. Cercavo di stare calma, ma era davvero difficile: solo nel tempo quella fascia oraria è diventata il momento del *power nap* e ho potuto ricominciare a respirare.

Non avevo mai rispettato un orario rigido per la messa a nanna, andavamo a letto tra le nove e le dieci di sera, compatibilmente con quello che volevamo fare, lui generalmente si addormentava abbastanza facilmente.

La sera era particolarmente noioso e piagnucolante, almeno in casa, quindi approfittammo di quella caldissima primavera in tempo di Covid per fare passeggiatine serali nei dintorni, con lui che se ne stava sereno e tranquillo in marsupio. Una volta tornati a casa, quando ormai faceva buio, con mosse da ninja cercavo di metterlo a letto senza svegliarlo, ma era tutto inutile, ormai il sensore da appoggio si era attivato e dovevo ricominciare tutto daccapo: che spasso!

Dal momento che le notti con lui erano state turbolente fino a oltre i due anni, con la mia seconda figlia volevo fare tutto per bene, cercare una brava consulente del sonno e gestire al meglio pisolini, finestre di veglia, segnali di stanchezza e creare una perfetta routine della buonanotte.

Effettivamente, sono riuscita a impostare orari compatibili con le sue esigenze, con una certa dose di flessibilità per uscite e imprevisti, ma non avevo tenuto conto di una cosa: che ora le mie giornate finiscono tra le 19:30 e le 20, quando devo chiudermi in camera con Bianca per ridurre gli stimoli e approfittare del picco di melatonina.

Ormai, gli orari dei pasti coincidono con quelli di una casa di riposo: alle 12 si pranza e alle 19 al massimo si cena, anche perché altrimenti andrei a letto con la cena che fa su e giù per il mio esofago, cosa non proprio simpatica dopo aver pasteggiato con tigelle e affettati.

In più, il suo pisolino post prandiale deve avere luogo necessariamente in casa, al buio e in silenzio, oppure non dorme e arriva a sera esausta e nervosa, quindi addio uscite e passeggiate pomeridiane, approfittando delle ore più calde dell'inverno e benvenuti pomeriggi eterni con tapparelle abbassate maledicendo il corriere che suona il campanello nonostante ci sia un cartello con su scritto "Non suonare, ho la bimba che dorme".

Tutto quello che riguarda la nostra vita di adulti, come gli aperitivi con amici, le cene o i pranzi fuori, viene accantonato per un po', a parte per quei fortunati genitori che hanno bambini che dormono ovunque e in qualunque condizione e se ne stanno placidi nella carrozzina mentre intorno fervono i festeggiamenti per la sagra del vino paesano.

Sì, perché fare un pranzo con altre persone comporta dover fuggire entro le due per il famoso e irrinunciabile pisolino, mentre fare un aperitivo significa che Jacopo si sfonderà di patatine fino a star male e Bianca inizierà a piangere quasi subito perché è stanca.

Un film insieme dopo aver messo a letto i bambini? Impossibile: Bianca, una volta addormentata, non è rilassata e serena, ma sempre pronta a captare qualche segnale di un mio possibile allontanamento dal forte, per iniziare immediatamente a gattonare per il letto piangendo. Che dire poi delle uscite serali? Ho ancora un ricordo molto vivido del nostro ingenuo tentativo di festeggiare il secondo anniversario di matrimonio al ristorante giapponese con Jacopo di nove mesi al seguito: abbiamo dovuto mangiare a turni mentre uno dei due stava fuori con il piccolo urlatore seriale, ingozzarci in tutta fretta di sushi per lasciare il locale il prima possibile e smettere di sentire su di noi gli sguardi di disapprovazione degli altri avventori e, infine, maledire il viaggio in macchina per tornare a casa, con lui che si addormentò guastando poi tutta la nottata.

La cosa più difficile è far capire agli altri il valore del rispetto degli orari dei nostri figli: ci sono parenti a cui sfugge completamente il senso di abbassare gli stimoli verso sera, per cui piombano in casa con toni di voce alti, facendo fare vola-vola ai bambini già in assetto da nanna, con tanto di solletico, urletti e facce buffe.
La regola generale sarebbe sempre quella di chiedere ai genitori come comportarsi e a che ora è meglio per loro ricevere ospiti, senza pretendere che la vita possa scorrere serenamente come quando i figli non c'erano.
Pensare di arrivare a casa di una coppia con un neonato nel tardo pomeriggio, ad esempio, è pura follia, così come pretendere che la nostra amica con un figlio sotto i quattro anni sia disponibile per un pranzo in città all'una di pomeriggio.

La mattina, ho imparato a calcolare i momenti in cui Bianca fa i suoi pisolini per poter gestire al meglio gli impegni: scrivo quando lei dorme, ad esempio, o ne approfitto per fare qualche faccenda in casa, passeggiare o preparare un dolce, sempre con il piccolo peso piuma che riposa sulla mia schiena.
Il pomeriggio ne approfitto per dormire anche io o guardare qualche serie tv con telefono e cuffie, per non infastidirla.
La sera, dopo un racconto letto a entrambi i bimbi, mi rassegno a essere orizzontale già per le otto, mentre nell'altra stanza Jacopo e suo padre sono impegnati in scontri all'ultimo sangue per lavarsi i denti e andare a dormire, e io

abbasso progressivamente la lucina da notte per accompagnare meglio Bianca al sonno.

Ci sono giornate che sembrano davvero eterne, soprattutto quando i bimbi sono ammalati e noiosi, o quando siamo costretti in casa dal maltempo: due mesi prima di partorire abbiamo avuto diverse frane qui in paese, con strade chiuse o crollate e allerte meteo continue, niente scuola per una settimana e piogge torrenziali e ricordo quei giorni come infiniti, senza la possibilità di guardare i cartoni animati perché la connessione internet era saltata e con un piccolo treenne che aveva voglia di correre e giocare con i suoi amici.

Ci sono giornate che passano velocemente, quando abbiamo la compagnia di altre mamme, amiche, familiari, persone con cui condividere il carico e chiacchierare di tutto. Ci sono le domeniche invernali, che sono lunghissime, non si sa come riempirle, i bambini sono raffreddati e fuori fa freddo, i centri commerciali sono gremiti di gente tossicchiante e potenzialmente infetta da vari virus, quindi, l'unica alternativa è restare in casa senza nulla da fare, e le ore si susseguono con una lentezza esasperante.
A volte, ho nostalgia delle domeniche prima dei figli, quando potevamo essere padroni del nostro tempo, fare maratone di Gomorra, mangiare pizza direttamente dal cartone sul divano, fare interminabili gite fuori porta, passare mezza giornata all'Ikea facendo shopping immaginario per una casa immaginaria. Ora, con i bambini, la tv è diventata di loro proprietà e trasmette principalmente *Paw Patrol* e *Peppa Pig*, le nostre cene si svolgono ormai all'orario in cui le persone normali si dedicano all'happy hour, se usciamo per centri commerciali dobbiamo sorbirci la wish list urlata di Jacopo che vuole comprare tutto, mentre le gite fuori porta devono essere attentamente pianificate, per poi saltare per qualche malanno.

Però, se devo essere onesta fino in fondo, avremo perso qualcosa in termini di salute mentale, ma abbiamo guadagnato tantissimo in felicità.

P come Parto

Durante la gravidanza, come molte altre donne, ho letto libri sul parto (soprattutto Odent e Leboyer), partecipato a corsi di accompagnamento alla nascita e consultato materiale online sui social network, per lo più post scritti da ostetriche e doule.

Ero convinta che la mia esperienza di parto sarebbe stata potente, estatica e meravigliosa, che non avrei fatto ricorso all'epidurale, che era descritta da molti professionisti sanitari come il male assoluto, che avrei fuggito ogni forma di medicalizzazione e non avrei comunque sentito dolore, avendo anche fatto esercizi di ipnosi per il parto.

Avevo pronto tutto il mio bagaglio di conoscenze sulla respirazione, le visualizzazioni, le affermazioni positive, gli oli essenziali e le posizioni libere da assumere per meglio favorire la discesa del mio bambino nel canale del parto; avevo scelto un ospedale noto per favorire tutte queste pratiche e, nel piano del parto, avevo optato per il parto in acqua e richiesto di poter restare tre ore in sala parto con il mio bambino addosso senza essere disturbati da nessuno. Immaginavo un travaglio in cui sarei stata protagonista delle mie scelte, forte e fiera, un parto ruggito e primordiale, una gioia meravigliosa quando avrei avuto tra le braccia il mio bambino.

Purtroppo, nulla del mio vissuto è stato come avevo sperato e sognato e non sono bastate tutte le informazioni che avevo reperito per farmi avere l'esperienza che desideravo.

Non entrerò nei dettagli di ciò che è accaduto per rispetto nei confronti di mio figlio, perché è vero che si è trattato del mio parto, ma era anche la sua nascita, dunque, mi limiterò a tracciare poche linee importanti per capire cosa sia successo dopo.

Avendo rotto le acque a casa, durante la notte, quattro giorni prima della data presunta del parto, mi sono dovuta recare immediatamente in ospedale. Avevo già contrazioni forti e regolari, che si susseguivano circa ogni quattro o cinque minuti.

Purtroppo, ho dovuto affrontare trenta ore di dolori, un'induzione fallita, sette iniezioni alla colonna senza che poi mi venisse fatta l'epidurale e, infine, un cesareo di urgenza e una sedazione senza che io avessi acconsentito a riceverla, solo perché "ero troppo agitata".

Ho tenuto in braccio mio figlio per le prime tre ore senza averne memoria, perché ero ottenebrata dai calmanti che mi avevano iniettato in sala operatoria, luogo dove sono stata trattata dal personale con freddezza, come se non fossi un essere umano prostrato dal dolore, ma una seccatura a fine turno, qualcuno di cui sbarazzarsi in fretta e da apostrofare in malo modo, con diverse pratiche dolorose non necessarie e sminuendo il mio sentire.

Il dolore del post parto era terribile, lancinante, ma nonostante questo, dovevo alzarmi in piedi, prendermi cura del mio bambino, cambiargli i pannolini e cullarlo quando piangeva, allattare in diverse posizioni mentre il mio corpo si contraeva e urlava.

Mi sentivo non solo svuotata di Jacopo, ma di ogni sentimento positivo e gioia per come era avvenuta la sua nascita, mi sentivo un fallimento come madre, perché il mio corpo in trenta ore non era stato in grado di dilatarsi e partorire come tutte le altre donne.

La narrazione pervasiva e tossica sull'importanza di evitare la medicalizzazione del parto a ogni costo, perché altrimenti il bambino avrebbe subito dei danni quantomeno a livello psicologico, mi aveva condizionata a tal punto che, oltre al disturbo post traumatico da stress, mi sentivo costantemente in colpa.

Mi dicevano che il mio bambino era agitato e piangeva molto perché era nato da un taglio cesareo, il latte tardava ad arrivare perché avevo avuto un taglio cesareo, ero meno madre perché non avevo partorito per davvero.

Raccontai i dettagli del mio parto allo spazio mamma, una mattina in cui una ragazza venne a presentare il suo progetto di un gruppo di auto mutuo aiuto per donne che avevano avuto un parto traumatico: ricordo che parlavo di tutto quello che avevo subito continuando a minimizzare, e lei disse qualcosa come: «No, non fa lo stesso, non va bene quello che ti hanno fatto» e diede un nome a ciò che era successo, perché si era trattata di violenza ostetrica.

La violenza ostetrica non interessa solo il momento del parto, ma qualsiasi momento nel corso di visite, esami o avvenimenti in ambito ostetrico-ginecologico e riguarda tutti quei comportamenti, messi in atto dal personale sanitario a prescindere dall'ambito di intervento, che ledono la dignità della persona dal punto di vista fisico e psicologico. Dare un nome a quanto avevo subito mi ha aiutata a smettere di sentirmi una fallita, per iniziare a percepire me stessa come vittima: ora dovevo ricucire i pezzi e cercare di superare il trauma come meglio potevo, anche grazie a quel gruppo.

Ci riunivamo ogni sabato mattina, raccontavamo le nostre storie e ci ascoltavamo senza nessun giudizio, mentre le due referenti, entrambe di nome Silvia, ci aiutavano a comprendere meglio alcune sfumature di ciò che avevamo sperimentato.

Durante un incontro, ho conosciuto una delle mie attuali migliori amiche, quel gruppo è stato per me una risorsa fondamentale in un momento di estrema fragilità e forse, insieme a mio figlio, è stata l'unica conseguenza positiva del parto che ho avuto.

Avevo incubi, flashback, pensieri intrusivi su quello che era stato detto e fatto, cercavo di ricostruire nella mia mente il susseguirsi degli eventi, ma avevo dei vuoti. Avrei fatto qualsiasi cosa per conservare un ricordo diverso di quel giorno per me così importante, sentivo che in qualche modo quelle immagini mi avrebbero perseguitato per sempre, inquinando la mia relazione con Jacopo.

Mio marito non era stato con me nei momenti più crudi della vicenda, quindi non riusciva a capire cosa mi avesse causato tutta quella sofferenza, eravamo distanti e non riuscivamo a comunicare, l'intimità era un capitolo chiuso per me, perché non potevo sopportare l'idea di mettere nuovamente in gioco il mio corpo in qualcosa in cui avrei perso momentaneamente il controllo.

Mi sentivo talmente tanto svuotata di dignità che non potevo nemmeno più a pensare al mio corpo come qualcosa di competente o ad apprezzare il fatto che stavo riuscendo a nutrire mio figlio, mi sentivo solo un involucro sgonfio e dolorante che non aveva nessuna utilità, mi percepivo frammentata, braccia che cullavano e mani che cambiavano pannolini.

Alcune professioniste del settore, soprattutto quelle che si occupano di parto in casa, continuano a propinare teorie secondo le quali l'andamento del parto è fortemente influenzato da quante informazioni abbiamo e da quanto siamo disposte a spendere perché quel giorno sia perfetto, paragonando la nascita al matrimonio: per sposarci spendiamo fior di quattrini e per partorire no? Come siamo messe?

L'idea che la natura abbia in sé fattori di imprevedibilità sembra non sfiorare la mente di queste persone, che semplicemente tirano l'acqua al loro mulino, riportando solo testimonianze positive di parti meravigliosi avvenuti in una piscina gonfiabile in salotto, con il cane, il gatto e l'uccellino, un marito adorante e altri eventuali figli a sguazzare con madre e neonato.

Questo è davvero meraviglioso, ma non è uno standard a cui tutte noi dovremmo conformarci per essere brave madri e avere figli sereni e carichi di ossitocina ed è classista pensarla in questo modo, perché paghiamo le tasse e abbiamo diritto di essere trattate con umanità all'interno degli ospedali, di avere il parto che desideriamo con personale aggiornato e qualificato, anche perché non tutte possiamo permetterci i costi di un parto in casa maternità o in casa nostra, non tutte lo desideriamo e non tutte abbiamo accesso alla stessa rete di informazioni.

Questo tipo di narrazioni danneggia chi ha avuto un parto difficile, doloroso, medicalizzato per propria o altrui scelta, rendendo ancora più complesso e travagliato il percorso di guarigione e di ridefinizione della propria esperienza.

Addirittura, ho letto di un'ostetrica che invitava a riflettere sul proprio parto, dicendo che come ci si comporta in quel frangente dice molto di come ci si comporta nella propria vita: leggere una cosa del genere fa bene solo a chi ha vissuto un parto potente e positivo, a tutte le altre infligge l'ennesima ferita profonda.

Parlando della mia esperienza con le altre mamme, ho trovato in alcuni casi comprensione e conforto, in altri invece un'assoluta mancanza di tatto, con risposte di rimando su parti andati benissimo, che è come dire a qualcuno che è stato violentato: «Mi dispiace per la tua esperienza, io ho sempre avuto rapporti intimi meravigliosi».

Il fatto è che, prima di partorire, tutte le idee che avevo riguardo a quel momento si potevano dividere in due filoni tematici predominanti: racconti meravigliosi di parti perfetti, senza dolore, senza punti e senza problemi di alcun genere, oppure storie dell'orrore su parti splatter con fiumi di sangue e svenimenti di padri terrorizzati, come se alla gente piacesse trattarci da fragili mammolette o spaventarci a morte, senza mezze misure.

Ci vorrebbero più racconti di parti reali, di travagli reali, di reali sensazioni durante un cesareo o durante una fase espulsiva, invece, spesso, durante i corsi si tende a non voler "spaventare" le mamme, quindi si evitano tante informazioni che potrebbero tornare utili.

Dopo la nascita di Jacopo, ho ascoltato diversi podcast a tema, che mi hanno ulteriormente dato la spinta per smettere di colpevolizzarmi e riprendere in mano la mia vita e la mia maternità con qualche cicatrice in più, oltre a fare un importante lavoro di psicoterapia che mi ha permesso di rielaborare il trauma e andare avanti.

Credo che se non avessi fatto tutto questo, mai avrei avuto il coraggio di avere un altro figlio e affrontare nuovamente il parto, invece, ci sono riuscita e ne vado molto fiera.

Nella mia testa, prima di rimanere di nuovo incinta, pensavo che avrei dovuto per forza cercare di avere un parto naturale, come se dovessi riscattarmi e dimostrare a me stessa e al mondo intero che ce l'avevo fatta.

Riflettendo, confrontandomi e valutando attentamente la mia situazione e gli eventuali rischi, ho però realizzato che questa scelta era potenzialmente pericolosa per la mia salute mentale, perché se fosse andato tutto bene sarebbe stato meraviglioso, ma se qualcosa, anche una minima cosa, fosse andata male, probabilmente avrei avuto un grosso crollo psicologico che, con due figli, non potevo davvero permettermi.

Non ero disposta a fare qualcosa di cui avevo paura solo perché la società mi spingeva in quella direzione, ma ho scelto di preservare me stessa e andare nella direzione di un cesareo elettivo, dal momento che ne avevo la possibilità (anche se tutte noi dovremmo averla, senza per forza essere già passate per un cesareo o avere qualche problematica che costringe a quella scelta).

Propendere per un nuovo cesareo mi ha aiutata ad affrontare la gravidanza di Bianca con serenità, preparandomi a ciò che immaginavo sarebbe avvenuto e sapendo in anticipo quando sarebbe nata.

Ovviamente, avevo preventivato la possibilità che Bianca avrebbe potuto scegliere di arrivare in anticipo e magari velocemente, in quel caso, avendo scelto lei, avrei accettato di seguire il flusso e vedere cosa sarebbe successo.

Ho deciso di tornare sul luogo del delitto, nello stesso ospedale dove avevo partorito Jacopo, perché mi era stato garantito che era previsto un percorso per donne traumatizzate da parti precedenti, che sarei stata accolta e tutelata tutto il tempo e ci sarebbe stata una grande attenzione nei miei confronti, così ho messo da parte le mie paure e ho cercato di affrontare la cosa serenamente, constatando poi con molta felicità che, dopo quattro anni, c'era stato un turnover di personale e non avrei più visto le persone che mi avevano assistita la prima volta.

Ho trovato personale gentile e competente, sono stata ascoltata in ogni mia richiesta o dubbio, mio marito è rimasto al mio fianco tutto il tempo e Bianca si è attaccata al seno in sala operatoria, gli occhi vispi e ben aperti, soffice e calda tra le mie braccia, con una bravissima ostetrica che mi aiutava a sorreggerla.

Mi sono sentita sempre presente a me stessa, forte e combattiva, anche se ero legata a un letto e monitorata, anche se tre persone erano sulla mia pancia a ricucirmi.

Nei giorni successivi mi sentivo un'altra persona rispetto al post parto di Jacopo, ero lucida, ero abbastanza serena, mi sentivo un essere umano normale, sapevo che il mio corpo aveva fatto un vero miracolo e aveva superato un secondo intervento importante pur continuando ad avere le forze di nutrire e accudire una piccola persona a mia somiglianza.

Anche mio padre, che mi ha aiutata entrambe le volte, ha constatato quanto questa volta avessi anche una faccia diversa, quanto fossi rimasta "me stessa" rispetto alla volta precedente, il che ha aumentato la mia rabbia e il mio senso di ingiustizia nei confronti della violenza ostetrica, perché influisce non solo sul momento del parto, ma su tutto ciò che c'è dopo e anche a distanza di anni.

Mi rifiuto di sentirmi una "debole" per aver scelto un cesareo programmato: ho fatto quanto era in mio potere per risparmiarmi altra sofferenza e cercare di garantire ai miei figli una madre serena e sana di mente, perché non potevo permettermi di fare altrimenti.

Sono arrivata a questa decisione dopo mesi di psicoterapia, letture, ricerche e valutazione di costi e benefici, confrontandomi con la mia famiglia e soprattutto con mio marito, parlandone con i professionisti che seguivano la gravidanza e con altre mamme.

Anni fa, infarcita di ideali sul presunto "parto perfetto", non avrei mai creduto che un cesareo potesse essere un parto positivo, invece, oggi che l'ho sperimentato sulla mia pelle posso affermarlo con assoluta certezza.

Il parto positivo non è per forza quello che la società vuole propinarci come tale, ma è il parto che noi scegliamo, il parto in cui ci sentiamo accolte e valorizzate, in cui siamo ascoltate e rispettate nelle nostre scelte, in cui non basta che madre e bambino stiano bene, ma è fondamentale che la madre resti sé stessa.

Per i primi due anni di Jacopo, i suoi compleanni erano dolci e amari per me, che gonfiavo palloncini ripensando al mio trauma, ripercorrendo quelle ore infinite e quel dolore fisico e mentale, oggi finalmente il compleanno di Jacopo è solo una bella festa e riesco a godermi la giornata senza pensare a cosa è andato storto.

Sogno un mondo in cui più nessuna debba subire violenza ostetrica di alcun genere, in cui ciascuna donna possa avere il parto che desidera nei limiti di ciò che la natura consente, in cui nessun professionista si arroghi il diritto di giudicarci in base a come scegliamo di dare alla luce i nostri figli.

Nel mio piccolo, contribuirò a costruire questo mondo non vergognandomi di parlare della mia esperienza e dando valore all'esperienza di ogni donna che decide di confidarsi con me, perché ogni vissuto è valido e ogni sentimento merita di avere spazio e attenzione.

Q come Quaranta giorni

I quaranta giorni dopo il parto, il famigerato puerperio, sono avvolti nella mia memoria da una specie di nebbia.

Non amo quei periodi della mia vita, perché se ci ripenso ricordo di aver vissuto in una specie di limbo, con svariati dolori fisici, un'enorme stanchezza e tanta voglia di piangere.

Avere i miei figli neonati tra le braccia è stata un'esperienza incredibile: ho adorato poterli baciare, annusare, tenere addosso e osservare con infinita tenerezza il loro abbandonarsi al sonno cullati dal mio calore, mentre cercavano di ritrovare le sensazioni di quando erano nella pancia.

Al tempo stesso, però, per me erano degli estranei: finché erano dentro di me ogni loro bisogno era soddisfatto, nulla poteva più di tanto disturbarli, mentre fuori, nel mondo, erano creature delicate ed estremamente suscettibili.

Il fatto che manifestassero con forza i loro bisogni mi metteva in crisi, perché dovevo continuamente mettere a tacere i miei per dare loro la priorità, ma anche io avevo fame, sonno, paura, voglia di essere abbracciata e sostenuta.

Stare per la prima volta una giornata da sola con Jacopo, ad esempio, era stata per me una vera prova di coraggio: senza mio marito accanto sarei riuscita a occuparmi del mio bambino? Sarebbe stato bene con me, avrei capito cosa gli serviva e quando? Ci è voluto parecchio tempo, sicuramente più di quei quaranta giorni, perché iniziassi a capirlo meglio e a sentirmi competente e sicura nel mio nuovo ruolo di madre.

La cosa che più mi infastidisce è che, quando nasce un bambino, tutti si concentrano su di lui e si dimenticano quasi sempre della madre che lo ha partorito.
Con una certa invadenza, non sempre facile da arginare, amici e parenti si autoinvitano in ospedale o a casa per fare visita al nuovo nato, spesso armati di regali più o meno utili e delle migliori intenzioni, ma risultano a volte fastidiosi e fuori luogo.
Tutti fanno a gara per tenere in braccio e fotografare il bambino, commentando il suo aspetto, cercando le somiglianze, facendo domande cretine del tipo «È buono?» e nessuno che guardi davvero la madre, che cerchi di capire come si senta e se abbia bisogno di qualcosa, un pasto caldo, una doccia, un po' di ore di sonno.
L'unica persona che di solito vede la neomamma e capisce cosa stia passando è sua madre e ho attraversato anche io questa esperienza: per mia mamma continuavo a essere sua figlia, il suo bene più prezioso, una persona che aveva bisogno di lei, per tutto il resto del mondo ero scomparsa.

Per quanto mi riguarda, dopo la nascita di Bianca, ci sono volute due o tre settimane perché accettassi di ricevere visite. Volevo sentirmi meglio nei miei nuovi panni di mamma di due bambini, volevo iniziare a conoscere mia figlia senza interferenze esterne, senza domande, commenti, osservazioni e non ero pronta a stare con altre persone per il tempo di un pranzo o di una merenda, non avevo intenzione di forzarmi a stare in una situazione scomoda fisicamente ed emotivamente.
In più desideravo che l'allattamento fosse ben avviato, per evitare di trovarmi, come era successo con Jacopo, a dover intrattenere parenti mentre lui piangeva e voleva mangiare,

ma io non sapevo ancora come attaccarlo per cui dovevo chiudermi in camera per evitare di denudarmi di fronte a tutti.

In questo i papà possono davvero fare la differenza per creare un muro protettivo tra la mamma e il mondo esterno, se lei lo desidera davvero e mio marito in questo è stato molto efficiente e comprensivo.

Ci sono sicuramente donne meno sociopatiche di me che desiderano invece fare da subito una grande festa per accogliere il nuovo nato, con tanto di confettata rosa o azzurra, striscioni e bomboniere e non c'è nulla di male in questo, purché la mamma si senta a suo agio; altre mamme, come la sottoscritta, hanno necessità di tempo e di distanza, di conoscere il proprio bambino prima di farlo conoscere ad altre persone.

Del puerperio di Jacopo ricordo il rumore del tiralatte elettrico, la musica del carillon che accendevo durante il cambio pannolino, la televisione accesa a basso volume per avere un po' di compagnia, i mutandoni di rete e il pannolone. Le giornate erano lunghissime e fredde, novembre sembrava non finire mai e ci vollero tre settimane perché mi azzardassi a uscire con lui da sola, portandolo allo spazio mamma e a fare una passeggiata al parco.

Quando uscivo di casa con lui, mi meravigliavo ogni volta di come il mondo fuori continuasse a esistere sempre uguale a sé stesso, mentre il mio mondo era cambiato per sempre e io ero cambiata per sempre, la me stessa di prima non c'era più, sostituita da una nuova persona con la lacrima facile e un pezzo del suo cuore fuori dal corpo, tra le braccia.

Per me il puerperio non dura quaranta giorni come da manuale, ma tre mesi: a tre mesi i bebè fanno un cambiamento interessante sia nella fisionomia, diventando più paciocconi e sorridenti, sia nei comportamenti e io mi sento finalmente in grado di fare la madre in modo efficace.

Con Bianca, anche se era la mia seconda figlia, è accaduta la stessa cosa.

Questa volta, quei quaranta giorni si sono susseguiti in piena estate, con un caldo terrificante di giorno e serate più miti che ci permettevano di fare qualche passeggiata al fiume. Mi sentivo insicura come se fossi alle prime armi, anche se sapevo già tante cose su allattamento, portare in fascia, cambiare pannolini e fare bagnetti e i mutandoni di rete erano fastidiosi come la prima volta.

Per lo meno, questa volta, riuscivo a guardare la mia pancia e a massaggiare la cicatrice, che nel primo parto avevo volutamente ignorato per ben due anni perché il solo guardarla mi faceva rivivere una terribile angoscia.

Per lo meno, questa volta, ero già madre: quel ruolo mi si era cucito addosso negli anni, a volte mi stava a pennello, altre volte lo sentivo scomodo, ma avevo già imparato ad amare senza misura e sapevo già cosa significa avere costantemente nei pensieri qualcuno.

Semplicemente, il mio cuore doveva far spazio a due bambini invece che a uno solo e le mie giornate dovevano essere vissute in funzione di entrambi i miei figli, che avevano bisogni completamente diversi tra loro: Jacopo voleva correre, urlare, giocare e sfogare le sue tante energie, Bianca aveva bisogno di pochi stimoli, luci basse, silenzio e lunghe dormite.

La prima settimana a casa con entrambi i miei figli, ho avuto la fortuna di potermi permettere una tata che ci aiutasse almeno la mattina, dopodiché andavamo tutti a dormire dopo pranzo e, al risveglio, tornava a casa mio marito. In questo modo, Jacopo aveva una bella dose di attenzioni tutte per lui, poteva andare al parco e giocare tutto il tempo mentre io imparavo a occuparmi di Bianca e cercavo di interpretare i suoi molti segnali.

Poi è iniziato il centro estivo e ho avuto intere giornate a tu per tu con lei, chiuse in casa per il troppo caldo, guardando anime giapponesi e mandando qualche vocale alle amiche, così quel tempo è passato, anche se ho ricordi sfocati e nebulosi.

Avrei tanto voluto che qualcuno si prendesse cura di me mentre imparavo a prendermi cura dei miei figli, ma non è stato così. Con Bianca, mio marito era stato poco bene e aveva subìto un piccolo intervento, per cui temevo molto la fatica del post parto, con una cicatrice da far guarire e i dolori del caso, e ricordo che una collega mi disse che lei, dopo il terzo figlio, era andata dal pediatra e all'anagrafe da sola con lui nell'ovetto, come se questo la rendesse una super mamma.

A me, questa retorica delle madri indistruttibili pronte a tutto, che sanno sopportare ogni fatica e sacrificio, che non si fermano mai e da sole reggono il peso del mondo, ha proprio stancato. Continuare a raccontare vicende di madri eroiche che hanno dovuto compiere sforzi sovrumani nella vita per raggiungere i loro obiettivi non aiuta nessuno, anzi contribuisce a romanticizzare l'isolamento e la solitudine che viviamo al giorno d'oggi quando abbiamo figli. Non c'è nulla di bello nel doversela cavare da sole, a spese della propria salute fisica e mentale, perché mancano le strutture in grado di garantire un welfare a misura di genitori.

Parlare di madri in questo modo, poi, sminuisce il vissuto di chi fa fatica, di chi aspetta solo che arrivi sera per mettere a letto i bambini e dormire, di chi non riesce nemmeno a fare la spesa con i propri figli, figuriamoci laurearsi.

In alcune culture, i primi quaranta giorni di vita del bambino sono considerati un tempo molto prezioso per avere cura prima di tutto della madre, che sta a letto tranquilla mentre altre donne della famiglia si occupano della casa, dei pasti e di eventuali altri figli.

Sarebbe bello che ci fosse la stessa attenzione ovunque, che non fossimo lasciate sole proprio quando siamo più fragili, magari ci sarebbero meno diagnosi di depressione post partum.

Se dopo la nascita di Jacopo mi ero ritrovata quasi sempre da sola, dopo la nascita di Bianca ho avuto la fortuna di ricevere visite di amiche e colleghi, chi con un pensierino per me o la bimba, chi con qualcosa di pronto da mangiare. I cibi pronti sono sempre un regalo gradito quando si ha un neonato urlante che impedisce di cucinare qualcosa di buono e dovrebbero essere inclusi in ogni lista nascita degna di questo nome, così come una confezione formato famiglia di sushi, un panino al prosciutto crudo e un paio di gin tonic.
Quando venivano a trovarmi le amiche, in particolare, ero sempre felice di essere resa partecipe delle loro vite e fare di nuovo discorsi da persona adulta, tra pettegolezzi, aneddoti divertenti sul lavoro e i mariti e racconti di vacanze e uscite. Ricordo che cercavo di rispondere in modo pertinente e acuto, sperando di aver conservato il senso dell'umorismo, ma mi sentivo come sconnessa da tutto, come se non fossi più capace di seguire un discorso normalmente. Chiedendo conferme a una mia cara amica, mi rispose che in realtà sembravo proprio quella di sempre, ma io non mi sentivo affatto così, la mia mente era completamente assorbita dalla bimba e dalle cose da fare e, anche se cercavo di concentrarmi sul qui e ora, ero già proiettata sulla notte difficile che mi stava aspettando.

Ogni volta che il puerperio è finito, ho tirato un sospiro di sollievo: i primi quaranta giorni erano andati, ero sopravvissuta, i miei figli erano ancora vivi e ci aspettavano sicuramente giorni più semplici, perché quello che ognuna di noi si ripete come un mantra è che "è solo una fase, passerà".

R come Rabbia

Uno dei libri che ha svoltato la mia maternità è *La rabbia delle mamme* di Alba Marcoli: l'autrice, psicologa, affronta il grande tabù dei sentimenti e delle emozioni spiacevoli connessi alla maternità, raccontando la sua esperienza come conduttrice di gruppi di "mamme arrabbiate" e riportando testimonianze di vita di alcune di loro.

Per me, leggere quelle parole è stato catartico e liberatorio: finalmente qualcuno osava dire l'indicibile, ovvero che essere madri è anche faticoso, frustrante e stancante e che ci capita spesso di provare rabbia, anche se ci vergogniamo di ammetterlo perché viviamo in un mondo che si ostina a dipingere la maternità come l'esperienza più felice della vita di una donna.

Anche a me è capitato di essere arrabbiata, di provare una collera fortissima, che mi ha costretta alcune volte a compiere azioni forti per calmarmi.

Ricordo in particolare un episodio: stavo lavando i piatti dopo pranzo, ero sola in casa con Jacopo, sei mesi, che ogni volta che facevo pulizia dopo i pasti piangeva e strepitava finché non avevo finito.

Ero stanca, la notte non avevo quasi chiuso occhio, avevo tanti pensieri per la testa tra Covid, inizio dello svezzamento, difficoltà in casa con mio marito, e il suo pianto semplicemente mi stava togliendo la ragione, ero infastidita e seccata e ho iniziato a empatizzare pericolosamente con quelle madri che, prese da un raptus, lanciano i figli dal balcone.

Per questo motivo, ho deciso di mettere Jacopo al sicuro sul suo seggiolone, spostarlo in camera da letto, chiudere la porta, indossare tappi per le orecchie e finire di lavare i piatti senza sentire quel pianto. Ho scritto a un'amica, raccontandole quello che era accaduto, e lei mi rispose che era normale, che avevo fatto bene ad allontanarmi da lui e che non lo avrei traumatizzato, convalidando così il mio vissuto senza alimentare il senso di colpa.

Subito dopo sono tornata da mio figlio, l'ho abbracciato, baciato e consolato e avevo di nuovo voglia di stare con lui, perché avevo dato spazio alla mia rabbia, l'avevo condivisa con qualcuno e avevo preso momentaneamente le distanze da una situazione che mi stava facendo sentire sopraffatta.

Mi è capitato anche di chiudermi in camera a respirare o a urlare con la faccia affondata in un cuscino quando Jacopo, più grande, ha iniziato con comportamenti sfidanti, con richieste ripetute nei momenti meno opportuni, con urla e pianti per cose che a me sembravano di poca importanza, ma per lui erano fondamentali.

Con Bianca mi è capitato solo una volta di averla messa al sicuro in una stanza e aver chiuso la porta per non sentirla piangere per qualche minuto: dovevo pranzare e lei non voleva saperne di stare nella sua sdraietta, così l'avevo tenuta in braccio cercando di mangiare lo stesso, ma niente, continuava a piangere e divincolarsi.

Eppure aveva dormito, aveva il pannolino asciutto, non mi sembrava avere alcun tipo di malessere, dunque ho deciso di metterla sul tappetone in cameretta, chiudere la porta e finire il mio pasto senza quelle urla, perché, dal momento che avrebbe pianto comunque, tanto valeva che piangesse nella sua stanza e io riuscissi a mangiare qualcosa.

Non racconto di questi episodi perché ne vado fiera, ma perché penso che a tutte noi sia successo di avere momenti di questo tipo, ma siamo in poche a rompere il silenzio attorno al tema della rabbia, quando invece dovremmo accogliere questa emozione e capire cosa ci stia dicendo, per poi accoglierci tra noi quando ci sfoghiamo e ne parliamo.

Una delle cose che mi faceva più arrabbiare era il fatto che la mia vita fosse cambiata così tanto, mentre quella di mio marito continuava più o meno come sempre: andava al lavoro, faceva carriera, usciva con i colleghi a pranzo o per un aperitivo, dormiva tutta la notte e il suo corpo era lo stesso di sempre.
Io mi guardavo allo specchio e non mi piacevo più, non dormivo, non riuscivo a mangiare pasti decenti, non avevo più un impiego e dovevo ricominciare tutto daccapo, non avevo una vita sociale al di fuori di quella virtuale tra WhatsApp e Facebook, ero completamente in balia del mio neonato che era, tra le altre cose, molto esigente e bisognoso di contatto.
Delle volte, questa differenza tra la mia vita e quella di Andrea mi portava ad arrabbiarmi con lui e sbottare per ogni minima questione, litigavamo spesso e questo aumentava la distanza tra noi due, io mi sentivo sempre più invisibile e lui si rifugiava nel lavoro.
La terapia di coppia ci ha aiutati a trovare un modo più costruttivo di comunicare e gli ha permesso di capire meglio quello che mi stava passando per la testa.

Mi capitava, e mi capita tuttora, di arrabbiarmi con i miei figli: Jacopo ha un carattere molto forte e gli piace testare il limite altrui, ha capito perfettamente quali sono le frasi o le parole che mi fanno saltare i nervi e ogni tanto decide di mettermi alla prova. Bianca è ancora piccola, ma ogni tanto "gnola" lamentandosi senza apparente motivo, si divincola urlando quando devo vestirla oppure strepita a gran voce a ore pasti così che devo ingurgitare tutto velocemente per mettere fine al suo disagio (e al mio). Mi rendo conto che, quando mi sembra di provare rabbia verso di loro, in realtà provo rabbia per la situazione in cui mi trovo. La solitudine è l'elemento principale della mia esperienza di maternità, così come di quella di tante altre donne che hanno la famiglia distante o non disponibile a dare una mano.

Non avere nessuno vicino che possa ogni tanto sollevarmi da qualche impegno o semplicemente farmi compagnia, per me, significa dover passare giornate infinite a gestire ogni problema in autonomia, a incastrare impegni, sistemare la casa, occuparmi delle questioni più svariate relative a scuola, salute, sport e chi più ne ha più ne metta, senza essermi adeguatamente riposata e senza aver avuto un po' di tempo libero, per ricaricarmi e rigenerarmi in vista dei molti impegni.

La rabbia, poi, è strettamente legata al senso di colpa: quanto più ci sentiamo in colpa nei confronti di qualcuno, tanto più ci arrabbiamo con quella persona, perché provare senso di colpa è spiacevole e nessuno vorrebbe sentirsi così. Spesso mi capita di sentirmi inadeguata nei confronti dei miei figli, di pensare di non dedicare loro abbastanza tempo, di non impegnarmi in un numero sufficiente di attività ricreative, di non essere abbastanza paziente, sorridente ed emotivamente stabile.

Gran parte di questo senso di colpa nasce da Instagram, dove ci sono mamme o pseudo professioniste che mostrano in accattivanti video tutte le loro strategie vincenti per affrontare i capricci (che non esistono, sono bisogni!) ed elencano tutte le nefandezze che facciamo e renderanno i nostri figli traumatizzati, come dire di no, dire "bravo", urlare, rimproverarli e dare loro delle regole.

Ci sono le mamme che mostrano le meravigliose attività montessoriane che preparano per i figli, le camerette monocromatiche curate in ogni minimo particolare, i bambini che sguazzano nel fango felici, i giochi sensoriali in legno più costosi e io, che ho dato a Jacopo un Fruttolo mentre gli dicevo di darsi una mossa perché era tardi, mi sento uno scarto umano, un completo fallimento.

In realtà, cercando di essere razionale, ho capito che bisogna fare una pulizia tra i propri contatti e NON SEGUIRE chi innesca in noi sentimenti di disagio, per poi ricordare che i social sono una vetrina dove chiunque mostra ciò che vuole per apparire al meglio, per guadagnare e per accrescere il numero dei suoi follower.

Per questo io ho deciso di condividere sul profilo privato solo cose che amo, come la natura, i paesaggi, i momenti felici, senza proporre nauseanti quadretti di famiglia in cui sorridiamo con un perfetto sfondo *boho chic* mentre magari un secondo prima ci stavamo mandando a quel paese. Ho deciso di essere una voce fuori dal coro, la paladina delle sfigate, colei che non nasconde la sua realtà fatta di caos, interminabili code alla cassa dell'Eurospin e giocattoli in plastica di seconda mano, perché se grazie a questo racconto realistico anche solo un'altra mamma si sentirà meno sola, avrò già raggiunto il mio scopo.

Durante uno dei colloqui con lo psichiatra che mi ha seguito a causa della mia depressione post partum, lui mi ha detto che percepiva quanto fossi piena di rabbia, ed era vero. Mi sentivo ancora una volta invisibile, come se nessuno fosse in grado di cogliere il mio malessere e ho avuto spesso l'impressione che, anche chi lo sapeva, se ne fregasse o facesse domande per il puro gusto di sapere dettagli.

Mi sono chiesta tante volte cosa abbiano provato quelle mamme che hanno deciso di compiere gesti estremi per farla finita, per chiuderla con la sofferenza anche a costo di lasciare i propri figli: sicuramente attorno hanno avuto persone che non si sono accorte di nulla e questo è molto triste. Sono contenta di aver chiesto aiuto prima di arrivare ad azioni simili, ma posso dire che sono davvero molto poche le persone che hanno saputo starmi accanto senza giudizio e prendersi cura di me quando ne avevo bisogno, molte altre hanno semplicemente continuato con la loro vita.

Quando ancora non avevo una diagnosi, ma stavo già male, avevo provato a confidarmi con una mia conoscente, una mamma, che pensavo avrebbe capito che mi sentivo davvero in un abisso di disperazione, insonnia e tremenda fatica e lei mi disse che la maternità è gioia e che è un privilegio stare a casa con i propri figli piccoli. Le feci notare che quel modo di comunicare non mi era utile, perché in quel momento non riuscivo a vederla così e questo mi faceva sentire ancora più in colpa e lei mi rispose che essere amiche significa dirsi la verità e che lei voleva che vedessi al di là di quello che stavo attraversando, per capire che ci sono molti altri modi per vivere la maternità.

Peccato che fosse impossibile, dal momento che solo dopo una terapia farmacologica ho ricominciato a sentirmi bene, perché avevo decisamente scarsità di serotonina, e non è qualcosa a cui si può rimediare semplicemente "volendolo" o "sforzandosi un po' di più".

La rabbia che ho provato e che provo anche ora, a tratti, mi sta aiutando a capire alcune cose di me e degli altri.

Ho imparato a lasciare andare quei rapporti che si sono sfilacciati nel tempo, in cui non c'è più un reale sostegno reciproco, ma solo un sentirsi per educazione; ho fissato confini chiari con alcune amiche che si erano espresse nei miei confronti in modi che non mi erano piaciuti, spiegando esattamente come mi ero sentita e perché;

ho smesso di cercare di compiacere il prossimo e ho iniziato a declinare gli inviti che non mi facevano sentire a mio agio, preservando il mio tempo e dando maggior valore al mio sentire.

Ho capito che essere una mamma arrabbiata non mi rende automaticamente una mamma degenere, ma che la rabbia è legata a situazioni che sto vivendo, alcune risolvibili, altre no.

Qualche volta mi capita di alzare la voce, perdere la pazienza e sgridare Jacopo più del necessario, di solito quando sono molto stanca, ma sono abituata a chiedergli scusa quando questo accade e la conseguenza è che lui stesso si scusa quando capisce di aver fatto qualcosa che non va.
Mi sono accorta che dare spazio alla mia rabbia mi ha permesso di tollerare meglio la rabbia di Jacopo, le sue crisi esplosive non mi fanno più paura come all'inizio, anzi spesso si trasformano in una grossa risata quando smorzo la crisi con qualcosa di buffo oppure si sciolgono in un abbraccio che fa bene al cuore di entrambi.

S come Svezzamento

Ho usato una parola che farà inorridire i più esperti in materia: non si parla più di svezzamento, che letteralmente significa "togliere un vizio", ma di "alimentazione complementare", perché il latte rimane l'alimento principale per tutto il primo anno di vita, eccetera eccetera.
Ho scelto questa parola per comodità, perché nelle chiacchiere tra mamme si usa ancora e mi sembrava più realistico parlarne come una mamma e non come una professionista di qualche tipo, anche perché se no avrei scritto un saggio e non un libro così personale.

Iniziare a svezzare i miei figli è stato al tempo stesso divertente e un po' triste: divertente perché era spassoso osservare le loro espressioni mentre assaggiavano cose nuove e vederli entusiasmarsi al momento dei pasti, triste perché, da quel momento, io cessavo di rappresentare la loro unica fonte di nutrimento.

Ci sono pediatri che già a quattro mesi iniziano a insistere che bisogna dare un po' di frutta (ma perché poi?), altri che suggeriscono di iniziare a cinque mesi, altri ancora di aspettare che ci siano tutti i segnali che ci dicono che il bambino è pronto (sta seduto, perde il riflesso di estrusione ed è interessato al cibo).
Jacopo ha raggiunto questa fase esattamente a sei mesi, Bianca un po' prima e, con entrambi, ho deciso di procedere dando loro lo stesso cibo che mangiavo io.

Non posso dire di aver fatto autosvezzamento, perché anche in questo caso ci sono talebani in agguato che dicono che si può definire tale solo e soltanto quando il bambino mangia in autonomia pezzi di cibo tagliato in modo sicuro, mentre io inizialmente ho sempre sminuzzato e frullato il cibo che mangiavo io stessa per poi imboccarli, perché non amo i "paciughi" in casa e non ho assolutamente tempo di pulire da cima a fondo la cucina cinque volte al giorno. «Ma come, così tuo figlio non imparerà mai a mangiare da solo e lo priverai di un'esperienza sensoriale FONDAMENTALE per il suo sviluppo!», dice qualcuno, ma io proseguo dritta per la mia strada, facendo ciò che mi fa stare più serena e rende la mia vita più semplice.

Jacopo, tra l'altro, nonostante sia stato imboccato per diverso tempo, ora mangia autonomamente con le posate e ama assaggiare cose nuove, quindi non propendere in modo estremista per l'autosvezzamento vero e proprio non ha causato nessun danno.

Non ho deciso di fare il classico svezzamento con pappine e brodi per il semplice fatto che non ho tempo e pazienza di mettermi tutti i santi giorni a cuocere verdure e pesare farine e liofilizzati, senza contare che ho un'alimentazione tutto sommato sana e gustosa che posso tranquillamente condividere con i miei figli.

Le prime volte li guardavo mangiare con una certa apprensione, pensando al rischio che soffocassero e cercando di ripassare mentalmente le manovre di disostruzione pediatrica che avevo imparato al corso, sul bambolotto però, mica su mio figlio, chissà se ne sarei mai capace realmente. Poi, nel tempo, si è abituato a nuove consistenze e il tutto è diventato più scorrevole, anche se i pasti erano momenti lunghissimi, ma tutto sommato anche piacevoli e divertenti.

Jacopo assaggiava volentieri di tutto e gradiva i sapori dolci, ma anche salati: con lui ero stata davvero ligia alle indicazioni generali sull'alimentazione sotto i dodici mesi, per cui niente sale e assolutamente niente zucchero.

Con Bianca, invece, tutto è stato più spontaneo e con meno restrizioni: al bar non disdegna di mangiare qualche pezzettino della mia brioche, ha assaggiato porchetta, tortellini e persino sushi cotto, le piace la pizza e va matta per la focaccia con i ciccioli (come darle torto, è per metà modenese, il suino è il suo animale guida).

Ci sono, anche in questo campo, esperti che fanno un vero e proprio terrorismo sul tema svezzamento: se compri baby food sei una persona spregevole che non tiene ai suoi figli, se dai anche solo una pappina non hai fiducia nelle loro capacità e se non prepari ogni giorno con amore piatti gourmet a forma di animale sarebbe il caso di chiamare direttamente i servizi sociali, senza entrare nel merito dei legumi decorticati.

Ci sono ricette, video, tutorial su come preparare gustosissimi pasti a base di ingredienti introvabili, costosissimi o semplicemente poco pratici da cucinare per tutta la famiglia: quando ero incinta immaginavo che ci sarei riuscita e fantasticavo sui nostri piatti salutari, biologici e a km zero, per poi cedere ai Sofficini nei momenti di maggiore stanchezza e disperazione e optare per la "serata McDonald's" come piacevole diversivo.

Nei gruppi di mamme, spesso, il tema dello svezzamento diventa fonte di ansia, preoccupazione oppure di scontri all'ultimo sangue su chi cucina meglio e in modo più sano, mentre quelle come me assistono agli scambi di messaggi addentando un Tegolino con aria impassibile. Ci sono anche quelle simpatiche e squisite persone che si vantano di non aver mai dato un omogeneizzato, come se, per questo, si vincesse in premio la prestigiosa quinoa d'oro.

A volte, a scuola di Jacopo, iniziano a circolare proposte di menu salutari per bambini da provare anche a casa, come se fossimo tutte allegre casalinghe degli anni Cinquanta con il tempo materiale di recarci quotidianamente in macelleria, pescheria e dal fruttivendolo. Il capitolo sulla colazione mi fa particolarmente ridere, perché si parla di farro biologico soffiato con yogurt al naturale e un cucchiaino di marmellata senza zucchero: Jacopo non potrebbe mai rinunciare al suo prezioso yogurt di Super Mario con gli Smarties, la merendina al latte Dolciando e il succo di frutta, tanto che ormai la mattina mi chiede "il solito".

Cucinare per i miei figli, comunque, è un'esperienza degna del pressure test di Masterchef: c'è sempre qualcuno che urla, sbraita e mi mette fretta, per poi dire che il mio piatto è orrendo e dovrei buttarlo nella spazzatura.
Nel periodo della selettività alimentare, Jacopo mangiava solo pasta (pesto, tonno, ragù o pomodoro), prosciutto cotto, wurstel e olive, mentre dal nido mi riportavano che faceva impressionanti bis di minestrone, carote, zucchine e stracchino. Il piccolo critico gastronomico ciccioso, dunque, mi stava prendendo per i fondelli: a casa rifiutava qualsiasi nuova proposta, mentre al nido, complice la tavolata di commensali della sua stazza, si ingozzava senza ritegno di tutto. Mi consolavo pensando che almeno, al nido, il menu era vario e di sicuro non aveva nessuna carenza di vitamine o proteine, ma ammetto che quel periodo fu particolarmente duro.
Cercavo di nascondere le verdure frullandole e camuffandole come meglio potevo, ma il signorino aveva un palato finissimo e capiva immediatamente l'imbroglio, lanciandosi in una serie di improperi in una lingua che capiva soltanto lui.

Questo momento, poi, è passato e ha ricominciato a mangiare di tutto, disdegnando tra l'altro proprio quegli alimenti che prima gli piacevano così tanto, come i tanto amati "tustel" (i wurstel) e i "poni" (peperoni).

Il gastroenterologo che ha seguito Bianca per il reflusso mi ha detto di aver elaborato una curiosa teoria negli anni: quando siamo in gravidanza, iniziamo ad avere i gusti e le percezioni dei nostri bambini, diventando come saranno loro quando nasceranno e cresceranno.
Ad esempio, durante la gravidanza di Jacopo, avevo costantemente voglia di dolci, che mangiavo senza nessun limite e, in effetti, Jacopo è goloso di caramelle, pasticcini, frutta e gelato.
Con Bianca, oltre ad avere avuto nausee per sei mesi, preferivo di gran lunga cibi sfiziosi e salati e il dottore mi disse che sicuramente anche lei sarebbe stata così, anche perché chi soffre di reflusso tende naturalmente a evitare il dolce.
In effetti, Bianca detesta la frutta: mela grattugiata, banana schiacciata, pera a pezzetti. Assaggia il primo cucchiaino, dopodiché si gira dall'altra parte con aria disgustata, mentre adora i cibi salati di qualunque tipo e le zuppe di verdura.

Durante lo svezzamento dei miei figli, mi trasformo in una pattumiera ambulante, sempre pronta a spazzolare i loro avanzi (di solito freddi e un po' sputacchiati, una goduria), perché mi dispiace buttare via il cibo. Speravo di poter sfruttare Jacopo per consumare gli avanzi di Bianca, ma il piccolo lord non ama mangiare ciò che è stato toccato da sua sorella, quindi ho nuovamente vinto l'appalto del buttare giù rimasugli di pappe sminuzzate o frullate.

La cacca, in svezzamento, diventa qualcosa di potenzialmente letale. Dalle adorabili cacche liquide e giallo oro dei lattanti, si passa a certe pallottole dure e super puzzolenti, anche se i poverini a volte diventano un po' stitici all'inizio e spingono senza pietà diventando rossi paonazzi nei momenti più disparati.

Le cacche diventano un argomento avvincente di conversazione tra genitori, con vividi resoconti su colore, quantità e consistenza e gridolini di entusiasmo a ogni nuova produzione dei figli.

Dopo l'anno, è davvero spassoso vedere i bambini accucciarsi dietro il divano, seri e concentrati, per poi negare di aver fatto la cacca e lasciare dietro di sé una scia mefitica. Per un po' di tempo, ho avuto l'ardire di utilizzare i pannolini lavabili e la cacca era diventata il tema principale delle mie giornate: cacche da gettare nel water, macchie di cacca da smacchiare, lavatrici da fare per poter riutilizzare i pannolini. Mi sembrava di non avere più una vita, per quanto sapessi che stavo facendo del bene al pianeta, per cui, dopo svariati mesi di stendini in giro per casa e svenimenti ogni volta che aprivo la borsa dei pannolini sporchi, ho deciso di desistere e tornare ai buoni vecchi pannolini usa e getta.

Quando i bambini iniziano con i cibi solidi, alcuni parenti sentono il bisogno di sindacare su cosa, quanto e quando mangiano, con frasi che iniziano con "ai miei tempi…", e già l'incipit fa presagire l'arrivo di qualche colossale cavolata. Io, solitamente, in quei casi mi fingo morta, ma ci sono mamme che ci tengono a dare valore alle proprie scelte e si lanciano in dibattiti accesi con le nonne, destinate però a essere sconfitte dall'immancabile «Si veniva su benissimo lo stesso». In più, a quel punto, se non mangiano abbastanza, è sempre colpa della tetta, di noi mamme che non ci decidiamo a staccarli, «Per forza non mangia la frutta, si è riempito del tuo latte!» e sfido chiunque a non capire cosa contenga più calorie tra le due cose.

La situazione che più mi infastidisce e mi fa temere che mio figlio sviluppi un rapporto conflittuale con il cibo è il classico ricatto dei parenti, per cui se non mangia tutto non avrà regali, Babbo Natale non verrà, i nonni piangeranno, eccetera. Mi piacerebbe tanto che il momento dei pasti fosse un momento sereno e tranquillo, invece, spesso Jacopo si emoziona talmente tanto, quando ci sono altre persone, che non mangia nulla e utilizza quel momento per provocare reazioni precise. Io, solitamente, lascio correre: se non mangia a pranzo mangerà a merenda, non penso si lascerebbe mai morire di fame, ma le osservazioni e i commenti abbondano, anche quando dico a chiare lettere che non sono d'accordo con questi metodi per convincerlo a mangiare.

Anzi, più si insiste su una cosa, più lui tende a non volerla fare, quindi è fatica sprecata, oltre che fonte di malumore per me. Un giorno Jacopo ha detto a sua zia: «Mangia tutto oppure non puoi andare a giocare!», replicando così uno schema che aveva subìto tante volte, e aveva ragione!

Ho dei ricordi davvero spiacevoli di una maestra della scuola dell'infanzia che mi costringeva a mangiare anche quello che non mi piaceva e, anche se mi veniva da vomitare, non potevo sputare nulla finché non veniva a prendermi mio papà e mi faceva sputare tutto nel gabinetto, avevo tre anni e i momenti dei pranzi erano per me terribili.

Per questo mi infiammo così tanto di fronte alle insistenze sul fatto che i miei figli debbano mangiare per forza quantitativi prestabiliti, debbano finire quello che hanno nel piatto o siano costretti ad assaggiare qualcosa se non se la sentono. Non è sempre facile mediare con le famiglie senza essere visti come saccenti, fastidiosi o pignoli, ma per me è importante definire alcuni confini, selezionare poche battaglie che vale la pena combattere, e soprassedere magari su altre cose meno importanti.

Nonostante fossi già alla seconda esperienza di svezzamento, avevo deciso di recarmi a un incontro gratuito con una pediatra, che spiegava alcune cose che mi premeva ripassare. Peccato che questa illustre dottoressa si sia limitata a dire che non è il caso di procedere con l'autosvezzamento, perché il presupposto fondamentale è che la famiglia mangi in modo sano, dando per scontato, quindi, che tutte noi presenti fossimo solite cibarci di uranio impoverito e scorie nucleari. I discorsi fatti sono stati di una banalità estrema e imbarazzante e l'unico lato positivo di quelle due ore è stato poter andare a mangiare una pizza subito dopo con un'altra amica mamma, anche perché a forza di sentire parlare di patate, carote e zucchine mi era proprio venuta voglia di una pizza con le verdure!

T come Terribili Due

A un certo punto, in un momento compreso tra i diciotto mesi e i due anni, i nostri adorabili bambolotti sorridenti diventano dei piccoli tiranni cicciosi: è l'inizio dei "meravigliosi due" come si ostinano a chiamarli numerosi esperti, utilizzando un aggettivo che vuole mostrare tutta la bellezza di questa fase estremamente faticosa per noi genitori.

I terribili due hanno un inizio chiaro ed evidente, ma una fine imprecisata, che si colloca tra i diciassette e i vent'anni, perché chi pensa che a tre anni o quattro abbia passato il peggio, in realtà, sta coltivando una pia illusione: i terribili due, infatti, si trasformano quasi subito nei terribili tre e nei terribili quattro e così via fino alla laurea, quando si spera che la prole diventi autonoma e vada a vivere per conto proprio (ho in programma di regalare a entrambi i miei figli un set di valigie per i diciotto anni, come promemoria).

È vero, a quell'età i bambini iniziano ad affermare giustamente sé stessi, a costruire la loro personalità, a manifestare con forza gusti e preferenze e desiderano essere autonomi nelle loro scoperte e nei loro progressi.

Tutto molto bello, finché non inneschi una crisi di ore perché hai premuto distrattamente il pulsante dell'ascensore prima di loro, oppure la merendina che hai gentilmente offerto era spezzata in un punto.

Mi sono accorta che Jacopo si imbestialiva facilmente, quando era sempre stato un bambino solare e serafico: a un certo punto, tutto lo faceva arrabbiare, la mela non era abbastanza verde, la banana aveva troppi fili, la torre di costruzioni era crollata e un altro bambino era arrivato prima di lui alle altalene.

Ricordo di aver giudicato, in passato, i genitori di bambini che facevano sceneggiate in luoghi pubblici, pensando che sicuramente i miei figli sarebbero stati bravissimi, quante risate! Credevo anche che, con il mio titolo da pedagogista, meglio di chiunque altro sarei stata capace di crescere i miei figli al meglio, invece è ancora più complesso: sono piena di idee, teorie e nozioni, ma nell'atto pratico non riesco certo a essere l'educatrice dei miei figli, anzi, con le emozioni e la stanchezza che entrano in gioco spesso faccio errori, mi arrabbio, alzo la voce e ricorro al buon vecchio metodo della perdita di privilegi (leggi: punizioni).

A un certo punto, Jacopo ha smesso di accettare i "no" come risposta: voleva fare i travasi in casa e in quel momento non era possibile? Partiva una protesta degna dei No Global; voleva indossare la felpa di pile a giugno e c'era troppo caldo, quindi non glielo permettevo? Pianti, lacrime e pugnetti che si abbattevano a raffica su di me; non gli lasciavo guardare i cartoni dopo una certa ora? Una tragedia greca. Mettere dei limiti era diventato difficile, era come camminare sulle uova: la calma apparente poteva trasformarsi, da un momento all'altro, in un potente atto di ribellione, ovunque fossimo.

Sull'abbigliamento, Jacopo pretendeva di decidere cosa mettersi e dovevo far sparire i capi di vestiario non adatti alla sua taglia o alla stagione in corso, o sarebbero cominciati infiniti negoziati su cosa indossare quel giorno. Cercavo di restringere le opzioni a due o tre, con alternative scelte appositamente e adeguate, per dargli l'illusione di avere potere decisionale, ma lui era già piuttosto raffinato nel ragionamento e con una memoria da elefante, al punto che giusto l'altra mattina voleva una felpa di due anni fa.

Portarlo con me a fare la spesa significava ogni volta dover pagare una sorta di pedaggio comprandogli necessariamente un succo di frutta da bere subito e una macchinina, che qualche genio della vendita aveva appositamente piazzato vicino alla cassa, altrimenti passava il tempo a urlare e inveire dal carrello mentre io perdevo la concentrazione, non riuscivo più a leggere la lista, dimenticavo cosa comprare e mi perdevo tra le corsie del supermercato.

Quando andavamo in macchina, poi, dovevamo subire la tirannide dello Zecchino d'Oro, per cui si potevano solo ascoltare canzoncine per bambini e, se il segnale non prendeva per qualche chilometro, dovevamo essere abbastanza bravi a cantare noi la canzone che si era interrotta, onde evitare l'incidente diplomatico. Sono passata dai Metallica alla Mucca Lola senza neanche accorgermene e nei momenti più impensabili mi ritrovavo a canticchiare tra me e me delle cinque scimmiette che saltavano sul letto.

Al nido, se decideva che un gioco era suo, non c'era verso di toglierglielo dalle mani e, siccome l'erba del vicino è sempre più verde, guarda caso erano "suoi" tutti i giochi con cui stava giocando qualcun altro. Aveva tentato di impossessarsi della dada "Pefy" (Stefania, una delle due educatrici della sezione), per poi doversi rassegnare al fatto che si occupasse anche degli altri bambini.
Dopo il nido, di solito, lo portavo in qualche posto divertente, come la fattoria didattica della nostra zona, ma dovevo prestare molta attenzione, perché se in quel luogo, ad esempio, avevamo mangiato insieme delle caramelle, ogni volta che ci tornavamo dovevo averle con me, perché lui associava immediatamente la situazione a ciò che avevamo fatto la prima volta che ci eravamo andati e dovevamo rispettare questa sorta di rituale che aveva deciso da solo.

Somministrargli medicinali, poi, era diventato molto complicato. Ero riuscita a fargli accettare aerosol e lavaggi nasali a suon di Cocomelon e Smarties, ma molti altri medicinali li rifiutava categoricamente, al punto che dovevo pensare a complicate strategie per proporglieli, la più gettonata consisteva nello spararli con una siringa all'interno dei suoi succhi di frutta e, effettivamente, in quel modo scongiuravo ogni litigio.

A quasi due anni, Jacopo conosceva bene alcune parolacce, avendole ovviamente sentite da me in qualche situazione. A due anni diceva "cazzo" usandolo come esclamazione in modo decisamente appropriato, ad esempio, quando un gioco gli cadeva dalle mani.
All'inizio ci faceva molto ridere, ma abbiamo riso meno quando ha iniziato a dirlo ovunque: al parco, in mezzo agli altri bambini, alla cassa del supermercato di fronte a un'attonita cassiera, al pranzo di famiglia con tutti i parenti. Una volta, rompendo una tazzina di vetro, mi scappò un "porca puttana!": quella parola, detta solo in quell'occasione, rimase per sempre salvata in memoria, al punto che la ripropose in vari modi arrivando a utilizzarla soprattutto alla scuola dell'infanzia, dove venni avvisata dalla maestra, vergognandomi di conseguenza come una ladra.
Sulle parolacce, le avevo davvero tentate tutte: dal libro educativo, alla strategia delle parole gentili, fino a cercare di ignorarlo quando le diceva, ma l'unica cosa che ha funzionato è stata aspettare che perdessero ogni attrattiva e passasse a una nuova provocazione (quella attuale è chiamarci tutti "teste di water").

Una cosa che mi ha sempre stupita di lui è che giocare, spesso, invece di essere uno svago, diventa motivo di tremende arrabbiature. Le costruzioni, ad esempio, crollano miseramente a causa dei suoi tenaci tentativi di ignorare le leggi della fisica e, al rumore terribile di mille mattoncini lego che cadono a terra, segue quasi sempre un urlo disperato. Le macchinine, a volte, non vanno abbastanza veloci o non stanno in fila come vorrebbe lui e se qualche giocattolo si rompe mentre lo usa, è consigliabile mettersi in posizione fetale, tapparsi le orecchie e aspettare che passi tutto.

Quando disegna, poi, se non gli riesce tutto perfettamente come aveva immaginato, strappa il foglio in mille pezzi piangendo e lanciando per aria i colori, come un vero artista dovrebbe fare. Nei giochi di società, invece, è molto paziente: rispetta i turni, non imbroglia e non si arrabbia se perde, cosa che mi ha stupito non poco visto il suo carattere non proprio semplice da gestire.

Andare via da un luogo in cui si sta divertendo, invece, è da un paio d'anni un'impresa non da poco.

Al parco, in particolare, con un pubblico di genitori giudicanti in agguato, mi è molto difficile convincerlo ad andare a casa senza ricorrere a metodi degni dell'educazione siberiana. Le provo tutte: anticipare che tra pochi minuti sarà ora di tornare a casa, proporre un numero di scivolate massimo che potrà ancora fare, fargli pregustare qualcosa di bello che faremo dopo: nulla funziona. Una volta, stremata, ho finto di andarmene senza di lui e lui, serenamente, ha continuato a girare nella giostrina pensando di farsi adottare da qualche altra mamma.

Eppure, le tante esperte dei social sembrano sempre sapere che cosa fare: si mostrano calme, pazienti, pacate e gentili mentre assecondano i figli urlanti, sedano all'istante un capriccio (che in realtà non esiste, si tratta di un bisogno) e propongono strategie vincenti per sopravvivere ai "meravigliosi due".

Quello che mi infastidisce è che riprendono momenti di vita privata dei loro figli, a volte oscurandone il volto e, mentre i piccoli perdono il controllo in preda alle emozioni, sono osservati da migliaia di follower, senza esserne realmente consapevoli. A me darebbe molto fastidio se mio marito, mentre piango e mi sfogo con lui, mi riprendesse di nascosto per mostrare al mondo quanto è bravo a calmarmi e consolarmi.

In più, mentre riprendono, sanno perfettamente di agire sotto i riflettori, quindi, a maggior ragione, sono calme, razionali e misurate. Faccio fatica a credere che non perdano mai la calma, in nessuna situazione della vita, nemmeno quando sono terribilmente stanche, in ritardo o tutte e due le cose assieme.

Ci sono anche gruppi Facebook che incitano palesemente a una forma di disciplina dolce che scivola rapidamente e inevitabilmente nel lassismo: tuo figlio vuole andare a scuola vestito da farfalla? Bisogna rispettare la sua scelta! Non vuole lavarsi i denti? Benissimo, assecondalo, è un suo diritto! Non vuole direttamente andare a scuola? Avrà i suoi motivi, tienilo a casa! Le derive di tutto questo sono rischiose, perché i bambini hanno bisogno di regole precise, chiare e definite, di routine, di confini rassicuranti e di sapere che noi, adulti, non cediamo a ogni loro richiesta, ma sappiamo indirizzarli al meglio per il loro bene.

Non possiamo pretendere che i nostri cuccioli sappiano scegliere da soli già a due anni, delegando decisioni come andare o meno a scuola, lavarsi, cosa indossare, se assumere o meno un medicinale, per poi negare improvvisamente la loro maturità emotiva quando lanciano qualche giocattolo in testa a un amichetto facendogli male, perché fa comodo alle strane teorie che si cerca di sostenere.

Per me ricorrere alla disciplina dolce significa cercare di trattare i bambini con rispetto, di limitare il più possibile le urla, di evitare la violenza fisica, i ricatti e le punizioni fini a sé stesse. Penso sia giusto, per i miei figli, che perdano un privilegio quando si comportano in modo sbagliato, ma cerco di fare in modo che sia un privilegio connesso a ciò che stanno già facendo, quando possibile (al parco fai i dispetti agli altri bambini? Andiamo da un'altra parte). Non trovo sia giusto evitare i "no" e i "bravo" in assoluto, come alcuni sostengono, ma cerco di motivarli quando li utilizzo e seleziono attentamente le battaglie che vale davvero la pena combattere, o passerei le giornate a dire solo di no.

Ci sono momenti in cui semplicemente non è possibile fare come le "esperte" consigliano, sedersi a terra con il bambino, respirare insieme, verbalizzare l'emozione, dare abbracci e prendersi tutto il tempo necessario a ritrovare la calma, perché a volte le giornate sono frenetiche, ci sono impegni, orari, scadenze da rispettare e bisogna far cessare la crisi velocemente per poter riprendere le proprie attività, ed è semplicemente poco realistico aspettarsi che un genitore si sdrai a terra con il figlio urlante, magari in mezzo a una strada, dicendo: «Sono qui, ti ascolto, so che sei arrabbiato, respiriamo insieme».

Mi è capitato tante volte di trascinare uno Jacopo piangente fuori dal supermercato, perché magari voleva comprare un giocattolo, caramelle o qualcosa che in quel momento non era prevista e, qualche anziana passante, scuotendo la testa, immancabilmente diceva: «Povero bambino». Povero bambino? E la mamma, invece, cosa sarebbe, l'equivalente femminile di Voldemort? Mai nessuno che mi abbia guardato con aria comprensiva dicendo: «Ti capisco, è dura, ma passerà!». Forse perché, a ben pensarci, non è vero che passerà.

Giusto l'altra sera, ho dovuto mercanteggiare due ore perché mio figlio pensava si potesse cenare con un Chupa Chups e, stamattina, ho dovuto mantenere la calma mentre protestava che assolutamente no, non voleva andare a scuola (ovviamente il sabato, invece, vuole andarci).

Quando andiamo a prenderlo da scuola, io e suo padre speriamo sempre che ci corra incontro a braccia aperte con un bel sorriso, ma riceviamo un'occhiata furibonda e frasi come «Vattene, non ti voglio!», al punto che forse l'educatrice del post scuola si è ormai convinta che torturiamo bambini nel tempo libero.

Poi, magari, ogni tanto mi spiazza con una frase dolcissima, un «Mamma, ti voglio bene» oppure mi schiocca uno di quei suoi super baci sulla guancia quando meno me lo aspetto, ma in linea di massima siamo sempre nel mezzo di qualche battaglia.

Comunque, quel periodo in cui Jacopo ha iniziato questa sua nuova fase ribelle, per me è stato il momento in cui sono iniziati anche i nostri ricordi migliori.

Il nostro legame si è rafforzato proprio allora, tra una passeggiata nel bosco e un'avventura in riva al fiume a tirare i sassi, tra una vacanza con mio padre (il "nonno Ciccio") e una gita in montagna, quando abbiamo potuto arricchire le nostre giornate di esperienze e ricordi indelebili.

Era ancora il mio piccolino, ancora allattato, ancora desideroso di arrampicarsi sulla mia schiena e lasciarsi cullare in marsupio, ma al tempo stesso era già una personcina decisa che aveva voglia di giocare, di libri letti ancora e ancora, di passeggiare a lungo con la manina stretta nella mia. Quindi sì, nonostante tutta la fatica, oggi posso dire che quei terribili due mi mancano. Terribilmente.

U come Uscire (con e senza figli)

Uscire di casa con i bambini, soprattutto quando sono piccoli, richiede notevole organizzazione.

Esistono comodi zaini multitasche con inserti termici per biberon e borracce, ganci per passeggini e addirittura porte USB per caricare il telefono e non potevo non averne uno. Lo zaino in questione era stipato all'inverosimile, pesava una tonnellata e mezzo ed era pieno di cose per i bambini, mentre di mio c'erano solo portafogli e telefono.

Jacopo neonato richiedeva solo pannolini, un cambio, un telo, qualche bavaglino e uno o due giocattoli; Bianca, essendo reflussante, aveva bisogno di molti cambi, svariati bavaglini e alcuni asciugamani piccoli, perché con un solo rigurgito poteva fare la doccia a sé stessa e a chi la teneva in braccio. Iniziai a portare un cambio anche per me dopo che fui costretta ad andare in giro una giornata intera con la maglia sporca di vomito.

Un'altra fase memorabile è stata quella dello spannolinamento di Jacopo: a quel punto, era necessario avere con me due o più cambi, salviette per lui, salviette per igienizzare i bagni pubblici e un riduttore wc che veniva sempre con noi, salvo poi essere abbandonato perché a Jacopo non piaceva sedersi lì, si sentiva poco stabile.

In quel periodo, oltre ai miei ansiosi e ripetuti quesiti sui suoi bisogni fisiologici, Jacopo doveva subire repentini allontanamenti e fughe dietro i cespugli, perché al parchetto ad esempio, se gli scappava la cacca, si accucciava ovunque fosse per liberarsi il prima possibile, anche accanto allo scivolo. A quel punto, con prontezza e velocità, lo portavo rapidamente in qualche luogo più appartato e raccoglievo poi la sua opera d'arte con i sacchettini appositi per le cacche dei cani, che avevo sempre con me. Era tutto abbastanza buffo e surreale, ma ci permise di sopravvivere a quel periodo in modo, tutto sommato, semplice.

Quando andavamo a cena fuori, portavo con me qualche giocattolo, che puntualmente volava giù dal seggiolone: inizialmente disinfettavo tutto ogni volta con le salviette apposite, poi, però, mi sono ingegnata e ho iniziato a legarli con una corda per evitare che cadessero a terra. In quei momenti, lui stava abbastanza tranquillo, almeno i primi tempi: una volta imparato a camminare, la pace finì perché a quel punto non ne voleva più sapere di sentirsi costretto in un seggiolone, ma voleva correre per tutta la sala.

Quando i figli, poi, sono due, anche un semplice picnic domenicale diventa una complicata operazione logistica che richiede attenta preparazione, tra cibo, borse frigo, vestiti di ricambio per tutti, giocattoli e prodotti vari (per il sole, le zanzare, le punture di insetto, eccetera).
Il passeggino diventa una salvezza come carrello porta-cose e io e mio marito, come due clochard, ci aggiriamo per parchi e fiumi con zaini, borse, cappelli e sacche di tela, la prole attaccata a un braccio o in marsupio.

C'è stato un periodo in cui Jacopo aveva scelto come oggetto transizionale un piccolo martello di legno che faceva parte di un set di giocattoli che gli avevo preso. Quel martellino era sempre con lui: lo utilizzava per colpire varie superfici, lo addentava, lo portava in doccia e ci dormiva assieme. Doveva accompagnarci anche in ogni uscita, ma capitava che, per qualche motivo, non si trovasse e che Jacopo non se ne accorgesse: a quel punto, non si poteva nemmeno nominarlo, o sarebbe iniziata una vera tragedia, cosa che ho sperimentato io stessa quando, un giorno, ingenuamente esclamai: «Oggi è uscito senza il martellino!». Mio marito mi fulminò con lo sguardo, ma ormai era troppo tardi, l'udito supersonico di mio figlio aveva captato la parola magica e il martellino venne pianto e invocato per tutto il giorno.

Una cosa che dimentico sempre di portare con me, non importa quanto mi sforzi di ricordarmela, sono i fazzoletti: Jacopo e Bianca, perennemente con il moccio al naso, sono stati abituati da subito a farselo pulire con salviette umidificate o mascherine, almeno quando arrivo in tempo prima che usino la manica o comincino un'accurata ispezione con le dita. Ogni tanto, mio marito compra una confezione formato famiglia di fazzoletti da tenere in macchina, che a un certo punto finisce e la storia si ripete nei secoli dei secoli. Lui, dal canto suo, è fumatore, ma riesce sempre a uscire di casa senza accendino, filtri o tabacco o a perdere gli accendini ovunque, di solito, li ritrovo ormai inutilizzabili nel cestello dell'asciugatrice e glieli faccio trovare tutti in fila vicino al suo svuota tasche.

Nella nostra famiglia, quando si va a trovare i parenti, si sa con quante cose si parte, ma mai con quante si ritorna. Ai tempi in cui andavo a trovare mia madre, finivo sempre per tornare a casa con un numero imprecisato di sacchetti contenenti cibo, vestiti per Jacopo, giochi e libri che erano appartenuti a mia sorella e tante altre cose.
Mia nonna, invece, essendo sempre pronta al disastro nucleare, ha un freezer verticale colmo di cibo pronto che generosamente elargisce, riempiendomi la macchina di brodo, tortellini, conserve, marmellate e contenitori di polpette al sugo (quelle non mancano mai da quella volta in cui Andrea le ha detto che gli erano piaciute molto, tra l'altro

sempre confezionate in contenitori di plastica usa e getta tipo nonna-delivery).

Anche da mia suocera capita qualcosa di simile: se sa che siamo in procinto di andare a trovarla va a svaligiare il Conad sotto casa per regalarci merendine, succhi di frutta, cose che finge di aver preso per sé, ma che "non mangia" e "dopo scadono", in realtà sappiamo bene che è il suo modo per rendersi utile e non farci andare via a mani vuote. Infatti, se capita che andiamo a trovarla in un orario che non prevede la consumazione di un pranzo a sei portate, ma magari solo un caffè, quando ce ne andiamo il suo «Non avete mangiato niente» echeggia nella via come una sentenza nefasta.

E le uscite di coppia senza i figli? Che brivido, che emozione, che sensazione di libertà!

Abbiamo cominciato a uscire senza Jacopo quando lui aveva circa un anno: era passato così tanto tempo e avevamo attraversato una crisi così profonda che, le prime volte, le passavamo a litigare a bassa voce al ristorante. Avevamo tante cose da rinfacciarci, tanta rabbia, incomprensione, difficoltà a comunicare.

Solo dopo diversi mesi, un rogito e un trasloco, abbiamo ritrovato la nostra dimensione di coppia. L'arrivo della bella stagione, le nuove autonomie di Jacopo, la prospettiva di un mio rientro al lavoro ci hanno aiutati a trovare nuove complicità e avere una brava baby sitter da poter chiamare all'occorrenza era molto utile.

La nostra tata, tra l'altro, ci faceva trovare il bambino a letto addormentato, la casa in ordine e i panni stirati: la mia personale versione del paradiso.

Uscire senza Jacopo significava poter passeggiare senza qualcuno che si stancava facilmente, parlare finalmente di cose da adulti, cenare in ristoranti fusion senza paura che non ci fosse nulla di suo gusto, poter fare tardi senza pensare di sconvolgere la sua routine.

Tuttavia, una maledizione particolare incombe su di noi, ed è la maledizione degli anniversari.

Dice la leggenda, infatti, che non potremo mai festeggiare serenamente il nostro anniversario di matrimonio una volta nati i bambini, perché qualcosa di oscuro e minaccioso si è abbattuto una volta per tutte sulla nostra famiglia.

Il giorno del nostro primo anniversario da genitori, infatti, come scritto qualche capitolo fa, ci siamo ritrovati a mangiare a turno mentre uno dei due stava fuori dal ristorante con Jacopo, che aveva deciso proprio quella sera di esibirsi nell'imitazione della scimmia urlatrice.

Il secondo anno, finalmente, potevamo andar fuori senza di lui: la tata era disponibile e io avevo prenotato in un ristorante sulle colline che mi avevano raccomandato delle amiche. Andammo in un bar per un aperitivo con vista sull'appennino, ma oltre ai drink non ci portarono nulla da mangiare, il che per noi è una vera e propria offesa personale, dal momento che valutiamo la qualità del servizio da quanto possiamo ingozzarci senza vergogna. Il ristorante, poi, si rivelò costoso e scadente, molto affollato e rumoroso e, quando fu ora di andare a casa, Andrea si sentì male e passò tutto il viaggio di ritorno lamentandosi e sudando freddo, mentre io guidavo tra tornanti con il buio pesto sperando di trovare la strada.

L'anno successivo, decidemmo di andare in un locale molto rinomato della zona, dopo un aperitivo in centro a San Lazzaro. Peccato che, mentre raggiungevamo il ristorante, ci fu un violentissimo nubifragio con tuoni e fulmini, la temperatura scese di diversi gradi e i miei tacchi si infangarono già nel parcheggio. Mangiammo benissimo, ma al ritorno ci fu un problema con il navigatore e riuscimmo a perderci, mentre un nuovo temporale infuriava e Andrea invocava svariate divinità metà uomo e metà animale da cortile.

L'anno scorso, sorpresa delle sorprese, avevamo Bianca con noi, che aveva un mese e mezzo ed era molto suscettibile in quanto a cacche e mal di pancia.

Oltre a fare una cacca di proporzioni epiche in un locale dove non c'era il fasciatoio, passò tutta la serata a piagnucolare, mentre io mangiavo con l'imbuto e cercavo invano di calmarla con il seno. Tutto finì in un litigio perché Andrea aveva passato la serata al telefono per lavoro invece di delegare a qualcun altro, vista la ricorrenza che stavamo festeggiando e, quella volta, decisi che per sicurezza non avrei festeggiato mai più.

Meglio lasciar perdere l'anniversario e ingannare il fato con una serata speciale decisa all'ultimo e in modo casuale e spontaneo, così che nessun'altra sventura possa guastarci il già precario clima familiare.

Quando si esce senza i figli, molte volte, soprattutto all'inizio, capita di avere l'impressione di non sapere di che cosa parlare. Si finisce per parlare sempre e solo di loro e addirittura di guardare le fotografie sul telefono: «Guarda come era piccolo qui, guarda che carino, ti ricordi?». È normale, non significa non essere più in grado di fare discorsi da adulti o di pensare ad altro, semplicemente, dopo tanto tempo in cui si è rimasti sintonizzati sempre sui bambini e i loro bisogni, diventa difficile all'improvviso passare ad altri argomenti.

A volte, ammetto di aver utilizzato le uscite da sola con Andrea per approfondire dubbi sui bambini, per raccontargli cose che non viveva in prima persona e per decidere con lui nuovi approcci educativi e non penso ci sia qualcosa di male, anche perché arriva un momento in cui parlare dei bambini in loro presenza diventa impossibile, anzi diventa impossibile parlare di qualsiasi cosa.

Uscire da soli, per noi, è fondamentale per mantenere vivo il nostro rapporto e ricordarci che siamo prima di tutto una coppia, poi due genitori. A casa, nel caos della vita quotidiana, è difficile riuscire a ritagliarsi del tempo per parlare e per darsi le giuste attenzioni, anche perché Jacopo, da quando ha imparato a comunicare, ci impedisce di fare qualunque discorso. Ha una specie di radar incorporato per cui, anche se è nell'altra stanza a giocare per conto suo, appena la conversazione si fa seria o interessante arriva di gran carriera e comincia a urlare o fare scene per essere al centro dell'attenzione, con il risultato che le nostre comunicazioni sono telegrafiche, praticamente ci diamo il cinque mentre ci scambiamo di stanza e ci sentiamo solo per telefono.

Delle volte penso a come sarà ritrovarci da soli, un giorno, quando i nostri figli saranno cresciuti e noi saremo una vecchia coppia tipo Sandra e Raimondo Vianello e, proprio per evitare di essere come due estranei senza più niente in comune, ci tengo molto a coltivare fin da subito i nostri spazi e a concederci un po' di tempo soltanto nostro.

V come Vacanze

Le vacanze, una volta che nascono i figli, non sono più vere vacanze, ma un continuare la propria vita di sempre con un paesaggio diverso: una volta enunciata questa massima fondamentale, possiamo approfondire il tema in lungo e in largo, perché la mazzata l'abbiamo già messa nero su bianco per non illudere nessuno.

La sola scelta della destinazione del nostro viaggio dovrà tenere conto di infinite variabili cui prima non pensavamo nemmeno: vicinanza di un ospedale o di una guardia medica, possibilità di un luogo dove fermarsi a fare il pisolino pomeridiano, presenza di luoghi accessibili con passeggino o navicella, cibo e spazi per mangiare a misura di bambini.
Non si può andare troppo lontano, perché non sempre è possibile spostarsi in macchina per ore con prole urlante al seguito, non si può andare troppo vicino, perché se no che vacanze sarebbero? L'aereo sì, ma poi bisogna noleggiare l'auto, ci vuole il seggiolino, bisogna portarsi dietro seggiolone, giocattoli, vaschetta, oppure no, partiamo all'avventura con un bagaglio a mano minimalista per poi rischiare il divorzio una volta raggiunta la meta.
I primi tempi in cui eravamo in tre, abbiamo deciso di trascorrere le vacanze a Viserba, dove vive mia suocera e dove c'è una stanza libera: la spiaggia dista cinque minuti a piedi da casa, era possibile tornare per pranzo per far dormire Jacopo, si poteva stare in spiaggia fino a tardi e fare qualche passeggiata di sera, il tutto a costo quasi zero e con

la comodità della nonna a disposizione per qualsiasi necessità.

Il mare della riviera romagnola è quello che è, ma le spiagge sono molto ben attrezzate ed effettivamente a misura di famiglie con bambini anche molto piccoli, ricordo passeggiate sul lungomare per far dormire Jacopo, pisolini e merende sotto l'ombrellone, possibilità di fargli la doccia calda dopo il bagno e il bagnino sempre pronto a gonfiare braccioli e salvagenti con il compressore, cosa non scontata se, come me, non hai fiato nemmeno per gonfiare palloncini di piccole dimensioni.

L'anno successivo, ho deciso di partire con Jacopo per la Toscana, raggiungendo mio padre e la sua compagna nell'agriturismo che avevano scelto per noi, un posto stupendo in mezzo alla natura, con piccoli appartamenti ciascuno con il proprio giardino privato, piscina e mezz'ora di auto dalla spiaggia più vicina.

Ho constatato che andare nelle spiagge libere, per quanto permetta di fare foto più instagrammabili (se a qualcuno interessa, a me no) è molto più scomodo quando si ha un bambino ancora in età da pannolino e già in età da cibi solidi: tutto si ricopre inevitabilmente di sabbia e la doccia più vicina è a tre km, quindi ci si rassegna a un'impanatura globale e a infinite docce al rientro. Tuttavia, avere un alloggio dotato di giardino si è rivelato un vero toccasana per noi, perché Jacopo era un esploratore prudente, io potevo leggere all'ombra il pomeriggio, lui scorrazzare libero senza nessun pericolo.

Mio papà, poi, ha il dono di saper cucinare magnificamente il pesce, quindi ci offriva pranzi e cene degne del miglior ristorante e io mi sono sentita coccolata e al sicuro quasi come quando ero bambina.

Approfittando del bonus vacanze, poi, io e mio marito abbiamo trovato un agriturismo con prima colazione in Umbria, proprio sul lago Trasimeno, e abbiamo deciso di andarci: anche lì, deliziosi piccoli appartamenti con giardino, piscina, barbecue e addirittura una piccola spa, dove mi sono rilassata commossa mentre marito e figlio giocavano fuori.

C'erano addirittura scivolo e altalene per i piccoli ospiti ed era uno spasso poter cenare fuori la sera mentre Jacopo si intratteneva da solo sotto i nostri occhi; era meno spassoso cercare di convincerlo a non parlare a voce alta la mattina alle sette, quando lui era già più che operativo e gli altri ospiti probabilmente ancora profondamente addormentati.

Abbiamo esplorato i paesini circostanti e lui se la godeva in passeggino; le giornate in piscina erano scorrevoli, dal momento che lui era nel loop dei travasi e passava ore con pentolini e mestoli; eravamo felici di essere in vacanza tra noi senza nessuna interferenza esterna.

È vero, quando si va in appartamento o agriturismo è un po' come essere a casa propria, quindi tocca fare la spesa, cucinare, pulire quel tanto che basta da non ridurre il posto un porcile, il che fa sì che, in un certo senso, non sia propriamente una vera vacanza, ma per me andare in albergo, oltre a essere proibitivo per i costi, è spaventoso per la prospettiva di mangiare con Jacopo in una sala comune tre volte al giorno.

Ci sono i family hotel, luoghi magici dove tutto è concesso ai piccoli clienti, con animazione, cibo a misura di bambini, baby dance e addirittura tate a cui lasciarli per qualche ora per svagarsi un po', il tutto compreso nella cifra complessiva di un rene e mezzo.

Molti giudicano le madri (sempre loro, mai i padri) che osano optare per questa meta proprio per affidare i figli agli animatori in modo da potersi finalmente rilassare un po' e rendere le proprie ferie qualcosa di almeno vagamente riposante: ma come, non abbiamo voglia di stare abbarbicate ai nostri figli ventiquattr'ore su ventiquattro per un po' di tempo di qualità?

Bè, cari i miei benpensanti, sinceramente no: lavoriamo tutto l'anno in qualche azienda, lavoriamo a casa senza pause occupandoci della nostra famiglia, spesso non dormiamo la notte e, in tutta onestà, dal momento che necessitiamo anche noi di un po' di riposo, ben venga se qualcuno si occupa dei nostri figli mentre noi ci concediamo qualche mojito sotto l'ombrellone.

Personalmente trovo i villaggi turistici un po' esasperanti, perché, nonostante tutto sia perfettamente organizzato per intrattenere ospiti di ogni età, gli animatori spesso sembrano dopati da quanto sono in frenetico movimento e io, in vacanza, non voglio che nessuno mi trascini a qualche gara di canoa, partita di beach volley o ballo di gruppo (vade retro, Satana); non voglio socializzare o essere coinvolta in qualche divertente siparietto con altri ospiti e NON mi interessa imparare a memoria, ballare e cantare la sigla del villaggio, voglio semplicemente fare la larva sulla mia sdraio, guardare nel vuoto o al massimo leggere qualche thriller su spietati serial killer sanguinari, crogiolandomi nella consolazione di non essere io la vittima.

Penso che ogni famiglia debba essere libera di decidere come e dove passare le vacanze, senza paura dei giudizi altrui, perché ognuno di noi ha una diversa disponibilità economica, diverse necessità e concezioni di svago, gusti particolari e livelli di stanchezza personali.
Purtroppo, però, l'era dei social network è caratterizzata da un costante imperativo alla performatività, anche quando si è in ferie e non si dovrebbe performare un bel niente.
Tutto quello che facciamo è un potenziale contenuto da condividere con il pubblico, quindi, passare una settimana in panciolle su qualche sdraio a Igea Marina diventa qualcosa che non crea engagement e che, perciò, non si può postare.

Guardiamo gli amici ricchi che fanno vacanze da sogno e sguazzano allegramente nelle acque caraibiche mentre noi stiamo addentando il nostro MaxiBon con le chiappe bene incollate alla sedia di plastica bianca e ci sentiamo un po' falliti, quindi decidiamo di procedere con un *social detox* che fa tanto minimal.

Ci sono, poi, le mamme influencer che possono permettersi soggiorni costosi in luoghi esotici e ricchi di fascino per il solo fatto che li pubblicizzano con post e storie, oppure semplicemente hanno privilegi di cui non sappiamo nulla, ma che un po' ci mettono a disagio.

Oggi si fa a gara a chi fa il viaggio più entusiasmante, a chi va più lontano, a chi ha più timbri nel passaporto e mostrare di andare in Cambogia zaino in spalla con prole al seguito è diventato il non plus ultra della genitorialità avventurosa e bohémienne.

«È facile viaggiare con tre figli di età tra i cinque anni e i cinque mesi»: ma davvero? Sono forse imbalsamati, i tuoi figli? Perché io, con i miei, faccio fatica a fare il tragitto in auto da Bologna a Modena, sono forse una pessima madre?

Ci sono poi i fanatici della "van life", che dichiarano di aver lasciato tutto per girare il mondo in camper super attrezzati con tutta la famiglia. Se provo a immaginare come sarebbe ritrovarmi con marito e figli in un camper per il resto dei miei giorni, quello che vedo corrisponde alla mia personale visione dell'inferno e, comunque, senza qualcuno che foraggia la nostra "vita selvaggia" non penso potrei durare più di un paio di mesi e arrivare più in là della Croazia (e sono stata molto ottimista).

Queste immagini e narrazioni, volutamente parziali e scintillanti, fanno sentire noi comuni mortali dei poveri pezzenti che non lasciano la "comfort zone", quando magari, dopo un anno di lavoro in fabbrica otto ore al giorno, siamo più che soddisfatti di concederci una settimana nella cara vecchia pensione a due stelle al Lido degli Scacchi e, mentre nuotiamo nelle acque marroni dell'Adriatico, pensiamo che, in fondo, siamo molto fortunati a essere lì.

Andare in vacanza con la mia famiglia, per me, significa avere del tempo per stare tutti insieme e creare nuovi ricordi, e questo possiamo farlo ovunque. Sarebbe bello che i nostri ricordi avessero come sfondo la skyline di New York e non la pineta di Pinarella di Cervia, ma in fondo ai nostri bambini non importa davvero dove siamo, almeno finché sono piccoli. A loro importa solo che ci siamo e che spendiamo tutto il nostro sudato stipendio in gelati e gettoni per le giostre o che ci facciamo stracciare miseramente al minigolf.

Z come Zaino

Mi piace pensare alla maternità come a un viaggio: per quanto ci prepariamo alla partenza, ci sarà sempre qualche imprevisto ad attenderci; una volta intrapreso il viaggio non saremo mai più le stesse di prima; scatteremo tantissime foto e faremo video a non finire nel tentativo di ricordare tutto e fermare il tempo; i compagni che sceglieremo saranno davvero in grado di fare la differenza.

Ho riflettuto molto su cosa portare con me in questo viaggio, su cosa mettere in uno zaino immaginario e non credo ci sia una sola risposta giusta, ma infinite risposte, come infinite sono le possibili esperienze di maternità.
Se dovessi fare una lista di cosa mettere nello zaino, come faccio liste praticamente per tutto (per poi dimenticare gran parte di ciò che ho annotato accuratamente e con grande ottimismo), penso che al primo posto metterei le relazioni.
Per il mio percorso, è stato ed è fondamentale non partire da sola, ma avere al mio fianco qualcuno che camminasse insieme a me, dal marito, alle amiche, alla famiglia e, ultima ma non meno importante, una brava ostetrica di cui potermi fidare.
Un'altra cosa che metterei nello zaino è la capacità di smettere di giudicare me stessa e le altre madri per le loro scelte, perché ognuna fa semplicemente del proprio meglio con le risorse che ha a disposizione in quel momento.

Porterei con me una buona dose di amor proprio, perché solo accogliendo la mia imperfezione e la mia unicità e prendendomi cura di me posso poi prendermi cura degli altri. Cercherei di non dimenticare la consapevolezza dei miei limiti, per saper chiedere aiuto quando è necessario, senza forzarmi a dare più di quello che posso.

Metterei nello zaino anche il coraggio di dare sempre la priorità alla nuova famiglia che ho contribuito a creare, rispetto alla mia famiglia di origine, cosa non sempre facile, ma necessaria.

Infine, prima di chiudere lo zaino e caricarlo sulle mie spalle, farei spazio anche alla capacità di far tesoro di ogni momento prezioso con i miei bambini, di conservarne il ricordo per sempre, perché la ricchezza più grande che posso lasciare loro non è un conto in banca, ma un passato a cui guardare con il sorriso.

Ho chiesto anche ad altre amiche mamme di provare a preparare uno zaino immaginario per il loro viaggio di maternità e, con il loro consenso, ho scelto di condividere in queste pagine quello che mi hanno risposto, perché trovo importante concludere questo libro dando spazio ad altre voci oltre alla mia.

Una mamma del mio gruppo mi ha detto che, secondo lei, per il viaggio della maternità occorrono sette cose: la capacità di stupirci ed entusiasmarci per tutto, che sia una scorreggia o la prima parola dei nostri figli; coccole, contatto, massaggi, abbracci e parole dolci per crescere bene; la forza per tenere in equilibrio maternità, lavoro, matrimonio, impegni vari e per sapersi difendere dalle opinioni altrui; comprensione per noi stesse, che facciamo del nostro meglio mettendo in gioco la nostra vita, il nostro tempo e il nostro corpo; informazioni corrette su ciò che attraversano i nostri figli fase per fase, perché sapere è potere ed essere informati equivale a essere liberi; infine l'amore, che ci fa sentire vive e fortunate di poter godere di ciò che di bello ci circonda e di poterlo condividere con chi abbiamo accanto.

Un'altra mamma mi ha detto che, nel suo zaino, metterebbe un po' di spazio vuoto solo per sé stessa e per i suoi sogni personali; soldi in più per poter avere qualcuno che si occupi della casa; sorrisi di gioia con le amiche, per tutte le giornate ripetitive in cui ci si sente sole; infine, un pizzico di sicurezza e sfrontatezza, per sentire meno i costanti sensi di colpa che, purtroppo, attanagliano tutte noi.

C'è chi ha risposto che, nello zaino, vorrebbe la capacità di stare nel momento presente, di vivere a pieno la quotidianità con la piccola, il cullarla, il guardarla, senza proiettarsi troppo avanti nel tempo, tra paure e preoccupazioni per cosa riserverà il futuro.

Infine, una delle mie più care amiche, ha dato una risposta molto significativa a questa mia domanda bizzarra, dicendomi che lei, il suo zaino, lo vorrebbe più leggero: ci sono troppe cose di cui liberarsi per poter camminare meglio, in primis gli ostacoli che noi madri incontriamo sul nostro cammino quando cerchiamo di conciliare lavoro e maternità. In più, ha aggiunto che, quello zaino, vorrebbe portarlo insieme a suo marito, dividere il peso con lui, oppure che lui abbia un suo zaino che pesi allo stesso modo, perché non è giusto che si dia per scontato che siamo sempre noi mamme a dover pensare a tutto e a dover occuparci dei bisogni di tutti, incastrando impegni, appuntamenti, lavoro e figli, mentre la società sembra aspettarsi dai padri che portino il pane in tavola e poco altro.

Rimane il fatto che, qualunque cosa decidiamo di portare con noi o lasciare andare, il viaggio della maternità è l'esperienza che, più di ogni altra, ci cambia come persone. Non credo che diventare madri sia la cosa più bella nella vita di una donna o l'obiettivo a cui tutte dovremmo tendere, né che chi non ha figli non possa capire. Si può essere madri in tanti modi: di idee, di progetti, di figli di cuore, di creazioni; si può non essere madri affatto, e non essere per questo meno donne, meno valide, meno importanti. Non posso negare, però, che intraprendere questo percorso mi ha resa una persona diversa da quella che ero prima: alcune parti le ho recuperate, fanno ancora parte di me e riesco a farle dialogare tra loro, ma altre sono perse per sempre e, passata la fase di tristezza per averle lasciate andare, è sopraggiunta una nuova fase di curiosità per la persona nuova che sto diventando. Ogni figlio porta con sé sfide, insegnamenti, fatiche ed emozioni nuove e, quando sembra che non abbiamo più nulla da imparare come genitori, che sappiamo già fare tutto, la vita ci spiazza con qualcosa di inaspettato che ci mette improvvisamente in crisi. Jacopo è stato coccolone e dolce, testardo e chiacchierone, un gattonatore seriale che amava frugare nei cestini di giocattoli che gli preparavo; Bianca è una precocissima camminatrice di otto mesi che ama sperimentare le altezze, non vuole essere tenuta in braccio, chiacchiera poco, ma si arrampica molto. Io sono sempre io, ma i miei figli sono completamente diversi e, quello che ritenevo fosse giusto fare con Jacopo, si rivela profondamente inadatto a Bianca.

Il mio zaino, nella mia prima esperienza di maternità, era pieno di aspettative, giudizi, preconcetti, perfezionismo e ansia da prestazione, oltre che di amore, meraviglia e voglia di imparare, e ho dovuto svuotarlo a poco a poco per riempirlo di ciò che oggi è davvero importante per me, per essere la mamma di entrambi senza dimenticarmi di me come persona. Auguro a tutte le mamme, a tutti coloro che leggeranno questo libro, di riuscire a fare la stessa cosa, per imparare a viaggiare un po' più leggere e, soprattutto, a farlo insieme.

Ringraziamenti

Il primo ringraziamento va ai miei figli, Jacopo e Bianca: grazie per avermi resa la vostra mamma. Avervi è la mia gioia più grande, anche quando le fatiche si fanno sentire e non ho tempo per me, anche quando credo di non farcela più dalla stanchezza. Il vostro profumo, i vostri sorrisi, il vostro amore fiducioso e puro riempie la mia vita come mai avrei immaginato ed è un privilegio assistere allo spettacolo meraviglioso della vostra crescita.

Un grazie speciale a mio marito Andrea: complice prezioso, migliore amico, padre straordinario e presente, sempre pronto al gioco e allo scherzo, porti sole e sorrisi nelle mie giornate più buie. Sposarti è stata una bellissima idea e averti come padre dei miei figli un'occasione meravigliosa di crescita.

Grazie a mia madre, Patrizia, ora che sei nella luce, chissà dove: mi hai resa la persona che sono oggi, tra chiacchierate lunghissime, liti, abbracci, amore immenso e a volte scomodo, la fatica di capirti e la consapevolezza di guardare te e vedere me stessa. Mi manchi immensamente, ti cerco in ogni tramonto, ti trovo in tutta la bellezza che mi circonda.

Grazie a mia sorella Aurora, preziosa ragazza stupenda, ti ho vista crescere e diventare una persona nuova, speciale e coraggiosa: mi sei di ispirazione, sempre.

Grazie a mio padre, la mia roccia, solido e attento che, dopo tante difficoltà, ha iniziato a provare a entrare nel mio mondo incasinato e mettersi comodo: parlare con te e affidarti le mie paure e i miei sogni mi è di grande conforto, averti nella mia vita è un dono, sei il "nonno Ciccio" migliore che potessi desiderare per Jacopo e Bianca.

Grazie alle mie amiche, quelle più care. Francesca, siamo cresciute insieme, sono passati anni, abbiamo cambiato case, fidanzati, lavori e tagli di capelli, ma siamo sempre rimaste noi due, sempre legate da un'amicizia indistruttibile, senza giudizio, fatta di comprensione, accoglienza, ascolto e condivisione di tanti momenti belli e brutti. Sei una delle persone migliori che io conosca e mi hai sempre spronata a scrivere e dare il meglio di me.

Federica, il dono più bello del mio primo parto dopo mio figlio: ci siamo trovate al gruppo di auto mutuo aiuto e non ci siamo più lasciate, sono passati quasi cinque anni, abbiamo avuto altri figli, abbiamo fatto il tifo l'una per l'altra, ci siamo accompagnate nell'affrontare le difficoltà della nostra vita. Abbiamo tante cose in comune, passate e presenti, ma siamo anche tanto diverse, eppure parlare con te rimette sempre tutto al suo posto.

Chiara, una presenza colorata e preziosa dai tempi dell'università, quando sognavamo di vivere di arte e pittura (e tu ci sei riuscita, sei una tatuatrice fantastica!). Sei una compagna di viaggio, un'amica che non mi lascia mai sola, una carezza per i miei figli.

Grazie al gruppo stupendo delle mamme di Monterenzio: Melinda, Greta, Carlotta, Martina, Ilaria, Giulia, Natalia, Michela e Sara, con i vostri meravigliosi pupetti che sto vedendo crescere giorno dopo giorno. Grazie per la vostra presenza, i vostri consigli, il supporto, le colazioni, lo spazio mamma caotico e divertente, grazie per aver reso questo luogo sperduto un posto migliore ai miei occhi e aver creato insieme a me quella dimensione preziosa del villaggio che troppe volte viene a mancare.

Grazie alle professioniste e ai professionisti importanti che hanno svoltato la mia esperienza di maternità: l'ostetrica Margherita Tommasella, l'osteopata Daniela Roda, la fisioterapista Cecilia Ramazza, la consulente del sonno Stefania Toneatti, la pediatra Erika Pasquetto, la psicoterapeuta Teresa Ilaria Ercolanese, lo psicoterapeuta Carlo Selleri, la doula Silvia Zanotti, la nutrizionista Elena Gerli, la consulente allattamento IBCLC Giulia Fornasari e l'ostetrica dello spazio mamma Valentina Castellari.

Grazie alle persone vere conosciute su Instagram, che hanno contribuito a generare riflessioni importanti, smontare pregiudizi e narrazioni tossiche e cancellare tanti sensi di colpa: la pedagogista Sara Armillei (grazie per avermi spronata a scrivere questo libro!), Evelina Dietmann (sei la Mamma Eversiva di cui tutte noi abbiamo bisogno e, da quattro anni, fai ricerche sulle narrazioni distorte della maternità) e Ilaria Cortinovis, ostetrica super (fai un lavoro di divulgazione realistico e non talebano, quello che ci serve davvero!).

Grazie ad Andrea Vitali, per aver reso più facile quello che sembrava impossibile e avermi presa per mano nel momento peggiore della mia vita.

Grazie a Arianna e Matteo Magli, con cui condivido dark humor, true crime, confidenze, aneddoti sui bambini e colazioni con gossip annesso: spero di essere sempre di più parte del vostro mondo fatto di ironia pungente e cibo giapponese.

Grazie ai miei nonni, a mia cugina Marcy, agli zii e alle zie, alla nonna Teresa e a tutta la famiglia di Andrea, in particolare a Giorgia: vorrei tanto vivere più vicine per condividere con te tutti gli interessi che, inaspettatamente, abbiamo in comune, parlare con te è sempre un'esperienza piacevole e di conforto.

Grazie alle mamme di "Un cerchio tra donne" e in particolare a Silvia Zampieri e Silvia Tedeschi per essermi state accanto quando il trauma del primo parto era così forte che non riuscivo a pensare ad altro.

Grazie a Cri e Robi per essere gli zii acquisiti dei miei bambini e per tutti i bei momenti che passiamo insieme. Grazie ad Alice per tutto quello che abbiamo condiviso tra una notte insonne e l'altra. Grazie ad Ana per gli aperitivi, la presenza, la calma e l'affetto.

Grazie a Sara e Betta per essere mie amiche dai tempi delle medie, grazie per il nostro piccolo gruppo WhatsApp di confidenze, sfoghi e confronti sulla nostra vita da mamme: Sara, mi sei di ispirazione per come hai trasformato la tua vita realizzando i tuoi sogni; Betta, hai realizzato una copertina favolosa per questo libro.

Infine, grazie a tutte le mamme che ho incontrato e incontro sul mio cammino per avermi raccontano pezzi delle vostre vite: questo libro è per voi.